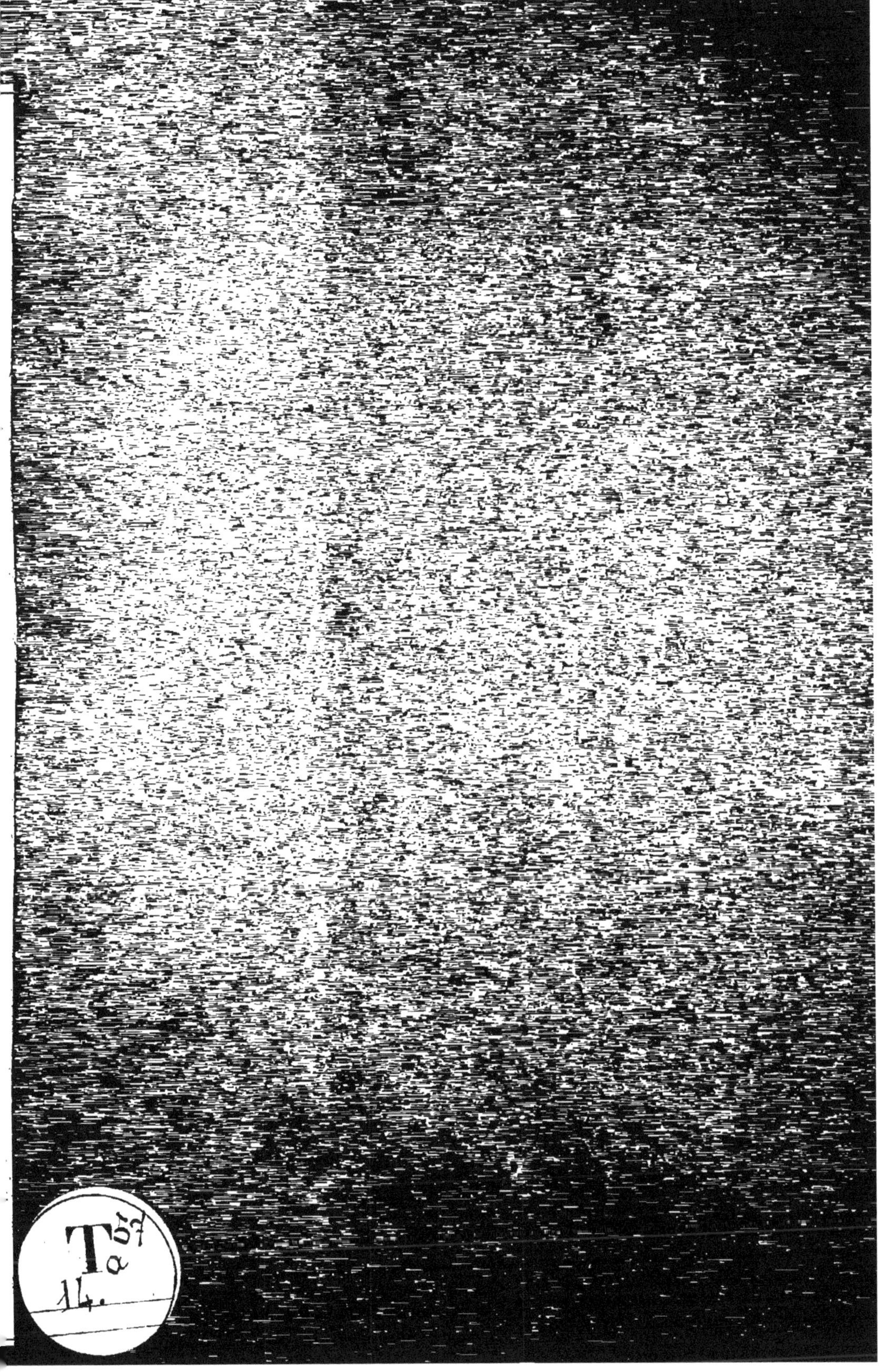
Ta 57
14.

RECHERCHES EXPÉRIMENTALES

SUR

LES CAPSULES SURRÉNALES

Par les Drs H. ALEZAIS & F. ARNAUD

MARSEILLE

TYP. ET LITH. BARLATIER ET BARTHELET

Rue Venture, 19

1891

RECHERCHES EXPÉRIMENTALES

SUR

LES CAPSULES SURRÉNALES

Par les Drs H. ALEZAIS & F. ARNAUD

MARSEILLE

TYP. ET LITH. BARLATIER ET BARTHELET

Rue Venture, 19

—

1891

RECHERCHES EXPÉRIMENTALES SUR LES CAPSULES SURRÉNALES

Par les Drs H. ALEZAIS et F. ARNAUD.

Tandis que l'anatomie pathologique des capsules surrénales, malgré ses nombreuses lacunes, doit aux recherches d'amphithéâtre, aux progrès de l'histologie et des méthodes bactériologiques, quelques notions précises, telles que la fréquence des hémorrhagies, ou la nature tuberculeuse des lésions caséeuses, leur physiologie pathologique est toujours un problème sans solution satisfaisante, par suite de notre ignorance de leurs fonctions normales.

Les hypothèses modernes ont succédé aux hypothèses anciennes, les chimères surannées de l'atrabile ont été rajeunies par des doctrines humorales nouvelles, ou remplacées par des théories anatomiques basées sur la richesse en filets nerveux, signalée par Wharton ; mais aujourd'hui comme autrefois, on en est réduit aux conjectures, et on peut dire, comme il y a deux siècles avec Diemerbröck, comme en 1875 avec Daniel Mollière, que l'usage de ces glandes est inconnu (1),

La clinique avait fait cependant un pas en avant, en découvrant une coïncidence entre certaines altérations capsulaires et un groupe remarquable et à peu près constant de symptômes. Cette découverte, qui a fait d'autant plus de bruit que l'on savait moins sur ces organes, a profondément divisé les esprits. Elle a été aussi violemment attaquée qu'ardemment défendue ; mais, si de ces luttes prolongées, sa valeur réelle est sortie mieux affermie, elle n'a pas eu, du moins jusqu'ici, d'autre portée que celle d'un fait clinique dont la pathogénie est encore à démontrer.

(1) *Dict. Encyclop*, 3e série, t. III, p. 124.

La découverte d'Addison a eu l'incontestable mérite de fixer l'attention sur ces petits organes que leurs dimensions semblaient avoir condamnés à l'oubli, et c'est de 1855, bien plus que de la découverte d'Eustachi que date leur histoire. On vit aussitôt les physiologistes se mettre à l'œuvre et entreprendre d'élucider au laboratoire les données de l'hôpital et de l'amphithéâtre. Les recherches des contemporains d'Addison, reprises dans ces derniers temps en Italie, en Allemagne, n'ont pas complètement répondu à l'attente de leurs auteurs, parce qu'elles reproduisent trop incomplètement les conditions de la maladie. Harley l'avait dit, il y a déjà bien des années : « Le problème des rapports qu'il peut y avoir entre la coloration bronzée de la peau et les maladies des capsules surrénales attend sa solution bien plutôt de l'anatomie pathologique que d'expériences physiologiques. » (1).

Ce n'est pas à dire, cependant, que l'expérimentation ne puisse apporter son contingent à l'étude de ces organes. Pour ne pas être définitives ni complètes, ses données, lorsqu'elles sont rigoureuses, peuvent être très utiles, et de concert avec l'anatomie normale et pathologique, avec l'embryologie et la chimie, elles doivent arriver graduellement à faire le jour sur la question si obscure du fonctionnement des reins succenturiés.

Nos recherches ont été faites dans le laboratoire du professeur Livon, auquel nous tenons à adresser tous nos remerciments pour son extrême obligeance et ses bons conseils. La difficulté du sujet et la durée limitée du temps dont nous disposions ne nous ont pas permis de les prolonger, comme nous l'aurions voulu (2).

Les résultats obtenus, quoique provisoires et demandant à être repris sur plusieurs points que nous n'avons pu qu'aborder sans les résoudre, méritent néanmoins d'être exposés, soit comme contrôle des résultats annoncés par

(1) Harley, *Brit. and for. Méd.-chir. Review*, 1858.

(2) Ce travail reproduit en partie les recherches expérimentales faite pour un mémoire sur « l'Anatomie et la Physiologie pathologiques des capsules surrénales » couronné par l'Académie de Médecine (prix Portal (1886. Les recherches ont été faites en 1885.

d'autres physiologistes, soit comme point de départ de travaux ultérieurs.

Cette première série de recherches expérimentales a porté sur trois ordres de faits : — la vitalité des capsules surrénales, en dehors de la vie intra-utérine ; — l'innocuité assez fréquente de leur ablation ; — et enfin, le mécanisme de la mort, par lésions du système nerveux, dans les cas plus fréquents où l'animal succombe.

Avant d'exposer nos observations physiologiques sur ces diverses questions, il convient de parler brièvement de la partie matérielle de nos expériences : choix des animaux, notions anatomiques, manuel et résultats opératoires.

I. — Détail des expériences.

Nos expériences ont porté sur trente lapins, quatre chats et treize chiens, la plupart jeunes, les autres adultes. L'âge de l'animal n'est pas sans importance.

Stilling recommande de choisir des animaux jeunes, si l'on veut obtenir l'hypertrophie compensatrice qu'il a vu survenir à la suite de la destruction d'une capsule surrénale. D'autre part, les lapins trop jeunes n'offrent pas une résistance suffisante. Un lapin de un mois environ, pesant 500 grammes (exp. 27), est mort peu après l'opération, — évidement de la capsule droite — qui s'était faite sans le moindre incident.

Les jeunes chats semblent mieux supporter le traumatisme.

La race des animaux et leur pelage (Tizzoni) sont indifférents.

La situation profonde des capsules surrénales sur les côtés de la colonne lombaire, au-dessus et un peu en dedans des reins, au niveau du plan transversal, passant par les fausses côtes, rend leur abord difficile. La droite, située un peu plus haut que la gauche, a, de plus, des rapports intimes avec la veine cave inférieure, rapports que Tizzoni (1)

(1) Tizzoni. Sur la physio-pathologie des capsules surrénales. Arch. ital. de biol. (v. f. 3, 1884), p. 333.

donne comme un guide avantageux, dans sa recherche, mais qui constituent une grande difficulté, lorsqu'on veut faire l'ablation de l'organe, ou simplement le détruire sur place. La capsule droite est, en effet, intimement accolée à la paroi postéro-externe de la veine, et même à l'autopsie, s'en détache avec peine. Sur le vivant, il est matériellement impossible de la séparer du vaisseau sans blesser sa paroi. De plus, l'extrémité inférieure de la capsule se prolonge en s'effilant derrière le confluent de la veine rénale avec la veine cave, et cette portion de la glande échappe assez facilement aux manœuvres qui ont pour but, en la laissant en place, de produire sa destruction secondaire. Il arrive parfois, qu'après une opération que l'on a cru complète, on retrouve intact, à l'autopsie, le fragment glandulaire qui est logé derrière la veine cave, au point où se jette la veine rénale.

Pour ces deux raisons, les opérations sur la capsule droite sont en même temps plus dangereuses, comme l'avaient signalé les premiers expérimentateurs, Brown-Séquard, Harley, et plus difficiles.

Tous les traités d'anatomie signalent les rapports étroits du bord interne des capsules avec les nombreux filets du plexus solaire, et les ganglions semi-lunaires, d'où l'obligation de les aborder par leur bord externe, qui est, du reste le plus saillant, et en même temps, de toucher à la région interne avec les plus grandes précautions. Toute traction trop forte sur la capsule en place, doit être évitée, ces tractions devant nécessairement retentir sur les parties nerveuses avoisinantes.

Chez le lapin, les capsules surrénales forment deux petites masses jaune serin, assez fermes, lisses, presque arrondies sur leur pourtour et convexes sur leurs deux faces. Elles pèsent à peu près 0 gr 25, la droite toujours moins que la gauche, sur des lapins de 2,000 à 2,700 gr. (Stilling) (1), soit 100 milligrammes par 1,000 gr. du poids du corps. Ce fait

(1) Stilling. Note sur l'hypertrophie compensatrice des capsules surrénales. *Rev. de méd.* 1888 p. 461 et Mal. d'Addison. *Rev. de méd.* 1890 p. 815.

concorde avec nos observations, chaque capsule pèse environ 0 gr 15 à 0 gr 20 sur des lapins de 1,500 à 1,800 gr., et 0 gr 25 sur les jeunes chats de 700 à 800 gr.

Chez le chien, les capsules surrénales, noyées dans une graisse blanchâtre, sont plus grises, leur surface est plus bosselée et leur consistance plus ferme. Elles pèsent de 0 gr 50 à 0 gr 60 sur des animaux de 8 à 9 kgs et 0 gr 70 sur des animaux de 10 à 12 kgs. Sur le chien, comme sur le chat, leur face antérieure, d'un côté comme de l'autre, est déprimée, vers le milieu de sa hauteur, par un sillon transversal, qui loge une veine. Cette veine précapsulaire vient de la paroi lombaire, reçoit en passant le sang de la capsule et va se jeter dans la veine cave, après un trajet très court à droite, un peu plus long à gauche, où elle croise la face antérieure de l'aorte, juste au-dessous de l'origine de l'artère mésentérique supérieure. On peut énucléer la capsule surrénale gauche, en laissant intacte la veine précapsulaire, mais il est plus pratique de sectionner au préalable le vaisseau entre deux ligatures. Chez le chien, le péritoine forme quelquefois, à droite, un repli hépato-rénal qui empêche le soulèvement du foie et qu'il est nécessaire de sectionner pour arriver sur la capsule surrénale.

Les opérations sur les capsules surrénales comprennent deux temps : l'incision, qui permet de les aborder, et le procédé employé pour les détruire.

Tizzoni (1), Nothnagel (2) ont préconisé chez le lapin et le chien la voie lombaire, qui parait, en effet, indiquée par la situation profonde des organes à atteindre.

Nous avons plusieurs fois pratiqué, le lapin étant couché sur le côté opposé, une incision longitudinale de 3 ou 4 centimètres, immédiatement en dehors des muscles des gouttières et commençant au-dessous de la dernière côte. Cette incision nous a paru commode du côté droit, en

(1) *Loc. cit.* et Ablation des cap. surr. chez le chien. *Arch. Ital. de Biol.* 1888. x, t. III, p. 372.

(2) Nothnagel. Experimentelle Untersuchungen über die Addison'sche Krankheit. *Zeitschrift klin. Méd.* I, p. 76, 1879. *Rev. sc. méd.* XV, p. 457.

permettant de récliner le rein en avant et en conduisant assez facilement sur la capsule surrénale, qui est non seulement en dehors mais un peu en arrière de la veine cave. Elle nous a servi également plusieurs fois sur le chien. Elle expose cependant aux suppurations musculaires et nous lui avons généralement préféré une incision oblique *en bas et en avant*, menée, l'animal étant couché sur le dos, depuis la dernière côte jusqu'à un ou deux centimètres de la ligne médiane(1). Quoique la capsule soit alors abordée par sa face antérieure, le rein étant récliné en bas, cette incision a l'avantage, en sectionnant les muscles abdominaux, de diminuer la résistance de la paroi et de permettre d'arriver plus facilement, surtout sur les animaux puissants comme les chiens, jusque sur la colonne vertébrale. Néanmoins, chez le chien, pour atteindre la *capsule gauche*, il est encore préférable de faire une *incision concave en haut et en arrière*, commençant à 3 ou 4 centimètres de la ligne médiane, se prolongeant au-dessous des fausses côtes et remontant un peu derrière la dernière côte. Ce procédé a un réel avantage sur les autres, quand il s'agit d'atteindre la capsule gauche du chien, mais dans les autres cas, l'incision oblique en avant est très suffisante.

La contention de l'intestin doit être faite avec soin : elle sera d'autant plus facile que l'incision pariétale ne sera pas trop longue. On se règlera, pour fixer ses dimensions, sur ces deux considérations, la nécessité de se faire assez de jour et de ne pas rendre trop facile l'issue de l'intestin. Pour l'éviter, nous nous sommes assez bien trouvés, de tampons de grosseur variable faits de coton hydrophile entouré de gaze, que l'on introduit dans l'abdomen et au moyen desquels l'aide, tout en absorbant le sang, refoule les anses intestinales et les viscères.

Les procédés de destruction des capsules surrénales sont assez variés.

(1) C'est l'incision adoptée par Stilling sur le lapin. *Rev. de méd.* 1890, p. 818.

Brown-Séquard (1), Harley (2), Philippeaux (3) les extirpaient, mais le premier de ces expérimentateurs opérait aussi leur destruction graduelle et lente : il avait remarqué des différences dans les résultats de ces deux opérations.

Stilling (4) a pratiqué, comme les anciens physiologistes, l'ablation des capsules, mais, « il s'est souvent borné à faire la ligature de leurs vaisseaux. L'organe se gonfle d'abord, en suite d'une forte hypérémie par stase, puis il s'atrophie rapidement, et il est quelquefois difficile de retrouver plus tard les débris de la capsule dont les cellules sont entièrement détruites. »

Les expérimentateurs modernes ont généralement adopté les procédés de destruction qui laissent en place les capsules surrénales.

Tizzoni (5) les vide de leur parenchyme, soit partiellement, soit en totalité, et il a remarqué, comme nous l'avons vu nous-mêmes, que le péritoine résorbe facilement la bouillie blanc-jaunâtre qui s'écoule. Le processus irritatif local produit par nécrobiose la destruction secondaire des parties qui ne sont pas primitivement atteintes.

Nothnagel (6) écrase les capsules entre les mors d'une pince, dans l'espoir que les foyers caséeux qui se développent, reproduisent l'altération caséeuse qui, de toutes les lésions des capsules, donne le plus souvent lieu aux symptômes cliniques de la maladie d'Addison.

Nous avons varié notre manuel opératoire, pour compenser les uns par les autres, les inconvénients de chaque procédé.

L'ablation totale ne peut se pratiquer qu'à gauche et ne présente pas de difficulté. Nous avons plusieurs fois énucléé, avec la sonde cannelée, la capsule gauche du lapin, et nous l'obtenions sans peine dans son intégrité. Sur le chien, le tissu cellulaire ambiant offre une telle

(1) Brown-Séquard. C. R. *Ac. des Sciences* 1856 et 21 déc. 1857.
(2) Harley. *Loc. cit.*
(3) Philippeaux. *Ac. des Sciences*, 22 fév. 1858.
(4) Stilling. *Loc. cit.* p. 459.
(5) *Loc. cit.*
(6) *Loc. cit.*

résistance, que l'on est obligé de recourir à la dissection au ciseau. En prenant la précaution de commencer l'opération par le bord externe de l'organe et de suivre exactement ses faces, on peut, sans blesser les parties voisines, enlever la capsule tout entière. A droite, nous l'avons déjà dit, cette opération est rendue impossible par l'adhérence avec la veine cave, et il faut se contenter soit d'écraser l'organe, ce qui est facile chez le lapin, et permet souvent de constater, par les cris que pousse l'animal, la sensibilité de l'organe, soit de l'évider. Cette dernière opération met à l'abri non seulement des accidents que peut produire la blessure des gros vaisseaux du voisinage, mais encore évite sûrement tout traumatisme des ganglions semi-lunaires, qui sont si rapprochés des capsules, surtout à droite. Elle évite même les gros troncs nerveux qui courent sur leurs faces, si on pratique l'opération avec toutes les précautions que nous avons prises dans quelques cas. La capsule est incisée avec un petit bistouri le long de son bord externe : les lèvres de l'ouverture sont saisies avec une pince à dents de rat, et une curette de Bowmann, introduite dans la capsule, est ramenée vers l'orifice en raclant successivement la face interne de chaque paroi. L'hémorrhagie, d'abord veineuse, puis artérielle, n'est jamais inquiétante.

Chez le chien, nous avons le plus souvent incisé et fragmenté la capsule dans sa portion externe et soigneusement raclé la portion interne qui reste accolée contre la veine cave. Chez les petits animaux, lapins, chats, nous avons quelquefois, après l'énucléation presque totale de la capsule gauche, pédiculisé son bord interne, sur lequel nous avons posé une ligature au catgut. Sur un jeune chat (Exp. XXXII), qui survécut 44 jours, la capsule avait complètement disparu et était remplacée par du tissu embryonnaire en voie d'organisation.

Enfin, dans une dernière expérience, nous avons essayé, sur un chien, tout en laissant la capsule gauche intacte et en place, de l'énerver. Nous avons sectionné le long de son bord interne, toutes les parties attenantes, notamment un gros filet nerveux qui se détachait du plexus solaire. (Exp. XLVII). L'animal a été sacrifié, en pleine santé, soixante-dix jours après, sans présenter de modifications locales ou générales.

Harley faisait toutes ses opérations sous le chloroforme, pour avoir plus de facilité, et pour éviter un ébranlement nerveux trop violent, même sur les petits animaux, tels que les chats ou les rats. Tizzoni (1) éthérisait ses lapins, et endormait ses chiens par l'action combinée du laudanum et du chloroforme (2). Nous n'avons anesthésié avec le chloroforme que les chats et les chiens. Comme Tizzoni, et tous les expérimentateurs récents, nous avons appliqué l'antisepsie, aussi complètement que possible, flambage des instruments, lavages à l'eau boriquée saturée, pansements à l'iodoforme dans les cas de suppuration : la plaie de la laparotomie était réunie par deux plans de suture, un péritonéal au catgut. un musculo-cutané au fil ou à la soie.

Malgré ces précautions, la mortalité générale est forte, comme le constate aussi Nothnagel. Mais il est important de distinguer la mortalité opératoire, due au traumatisme abdominal, aux accidents qu'il peut entrainer, et la mortalité qui survient alors que la plaie marche bien, et que l'état du péritoine et des viscères, intacts ou à peine lésés, n'explique pas l'issue fatale.

La proportion est alors grandement modifiée. Ainsi sur 30 lapins opérés, qui représentent 35 opérations, 18 à gauche et 17 à droite, 5 d'entre eux ayant été opérés des deux côtés , nous avons eu seulement 5 décès opératoires, 3 par péritonite, 1 par fusées purulentes inter-musculaires, 1 par blessure de la veine cave inférieure. En réalité, trois animaux seulement ont définitivement survécu, et nous aurons, dans le cours de notre travail, à rechercher quel est le mécanisme de la mort chez ceux qui n'ont pas succombé à l'opération.

Chez les chiens et les chats, la mortalité opératoire a été

(1) Tizzoni. — *Arch. Ital. de Biol.* 1884. VI, 3 p. 388.
(2). Tizzoni.— *Ablat. des caps. surr. chez le chien.* p. 373.

plus forte, peut-être en raison des délabrements plus graves qu'entraine la profondeur plus grande des capsules. Sur 4 chats, 2 sont morts de péritonite et 1 d'hémorrhagie interne. Sur 15 opérations faites sur des chiens 7 ont été suivies de guérison, et 8 de mort, sept fois par péritonite, et une fois par hémorrhagie interne.

Il ressort de nos statistiques que les divers modes opératoires que nous avons employés présentent tous à peu près les mêmes résultats de mortalité et de survie. Ils peuvent, en conséquence, être indifféremment appliqués, pourvu que la destruction de l'organe surrénal soit complète.

Les détails dans lesquels nous sommes entrés, à propos du manuel opératoire, n'ont pour but que d'indiquer l'incision, qui, suivant l'animal ou le côté opéré, donne le plus de facilité pour y parvenir.

II. — VITALITÉ DES CAPSULES SURRÉNALES CHEZ L'ADULTE.

Une première question se pose, à propos de la fonction des capsules surrénales. Ces organes ont-ils, chez l'adulte, un rôle physiologique ? Leurs fonctions, incontestables chez l'embryon, ne s'arrêtent-elles pas avec la vie intra-utérine ou tout au moins la première enfance ? Et, chez l'adulte, ne faut-il pas les regarder avec Bischoff (1), Huschke (2), Spanocki (3), comme les restes d'une formation embryonnaire, analogue au thymus et au parovaire, dépourvue d'utilité fonctionnelle ? Pye-Smith (4), dans une discussion récente de la Société Pathologique de Londres, a soutenu cette opinion qui nous parait contredite par les faits anatomiques aussi bien que par l'expérimentation. La question nous paraît assez importante pour être exposée avec quelques détails.

(1). Bischoff. — *Traité du développement de l'homme et des animaux*, 1843.

(2). Hushke. — *Encycl. Anat.* Splanchn. IV. 1855.

(3). Spanocki. — *Gaz. degl. osped.* V, VI. — *Lond. med. Record.* Vol. XIII. p. 102.

(4). *Path. soc. Lond.* 7 février 1882. — *Brit. méd. J.* 1882. I. p. 191.

Plusieurs observateurs ont démontré, que les capsules surrénales, au lieu de s'atrophier après la naissance, augmentent de volume avec l'âge. Brown-Séquard l'avait déjà constaté chez le chien, et le cochon d'Inde. Harley (1) avait conclu de ses mensurations, que sur le chat adulte, le poids des capsules surrénales est près de 15 fois (14,87) celui qu'elles ont chez le nouveau-né, tandis que le rapport n'est que de 12,35 à 1 pour le rein.

Même fait chez l'homme comme le prouve le tableau si instructif de Mattei (2). Cet auteur, ayant pesé une des deux capsules sur 100 cadavres depuis le troisième mois de la vie intra-utérine jusqu'à 93 ans a démontré que leur poids augmentait jusqu'à 60 ans. Il est donc inexact de dire que la capsule surrénale s'atrophie chez l'adulte.

L'examen histologique de plus de 200 capsules humaines, prises sur des sujets des deux sexes et de tout âge, nous a convaincus, du reste, que le parenchyme capsulaire ne doit pas cette augmentation de poids, sauf dans la vieillesse, à la dégénérescence ou à l'infiltration graisseuse. La graisse, en dehors des conditions pathologiques, n'envahit le plus souvent, chez l'adulte, que la zone moyenne de l'écorce, rarement la zone externe, plus rarement encore la zone interne, jamais la moelle. On en trouve, du reste, souvent chez le fœtus, tandis que, chez un grand nombre de sujets, les cellules de la glande restent, pendant toute la vie, en bon état de fonctionnement, munies de leurs noyaux, et présentant une constitution qui rappelle celle des cellules normales du foie (obs. pers.).

Si la capsule surrénale était sans fonction chez l'adulte, pourquoi cette vascularisation, disproportionnée avec ses faibles dimensions, ces capillaires sanguins si bien décrits par Arnold (3) et Von Brunn (4), ces lymphatiques étudiés

(1). Harley.— *Brit. and For. med - chir. rev.* 1858.— *Arch. de med.* 1858. I. p. 219.

(2). Mattei (de Sienne). *Ricerche sull'anat. norm. e pathol. d. cassule soprarenali.* 1863.

(3). Arnold.— *Beiträge zur feineren Structur und zum Chemismus der Nebennieren. Virchow's Archiv.* Bd. 35. 1866.— *Gaz. med, Paris.* 1869. p. 88.

(4). Von Brunn.— *Arch. f. microsk. Anat.* VIII, 4. p. 618.

par Klein et Stilling (1), et cette grosse veine centrale munie d'un appareil musculaire tel qu'il n'en existe pas d'analogue dans l'économie, et qui doit jouer un rôle important dans la circulation ?

Comment expliquer encore les changements de forme que subit la capsule surrénale pendant la grossesse ?

Gottschau (2) a trouvé 13 fois sur 14 lapines pleines, une diminution de tous les diamètres et surtout du transversal. A la coupe, la moelle et la couche corticale interne étaient diminuées, tandis que la couche corticale externe était presque doublée, sans modifications histologiques des cellules. Le rapport entre les trois couches qui est, en moyenne, de 3 : 11 : 9 chez les mâles et les femelles non fécondées, devient dans le cours de la gestation de 5 : 8 : 5. Chez deux femmes mortes pendant la période menstruelle, le diamètre des capsules était aussi diminué de moitié (Gottschau) (3).

Ces curieuses observations, qui attestent la part que prennent les capsules surrénales à toutes les modifications de l'organisme, sont corroborées par le fait expérimental de leur *hypertrophie compensatrice*, chez l'animal, quand l'une d'elles est extirpée ou détruite. Ce fait expérimental mérite une étude détaillée.

Quand on enlève ou qu'on détruit, chez un animal jeune, une des capsules surrénales, il se produit tout d'abord, dès le second ou le troisième jour, dans sa congénère restée en place, un changement de coloration que Stilling (4) a signalé.

« La capsule n'offre plus, chez le lapin, cet aspect jaunâtre que possédait la glande enlevée : elle est plutôt grise, un peu transparente par la disparition des goutelettes

(1). Stilling.— *Zur Anatomie der Nebennieren. Virchow's Archiv.* Bd. CIX. H. 2 p. 324.

(2). Gottschau.—*Ueber Nebennieren der Saugethiere, speciell über die des Menschen. Sitzungs. der phys.-med. Gesell. z. Würzburg*, 1882, p. 56.

(3) D'après Stilling, le poids des capsules diminue chez les lapines pleines. *Revue. de méd.* 1890, p. 830.

(4) Stilling.— *Loc. cit.*, p. 450.

graisseuses. Sur les coupes de la substance corticale, on voit des stries perpendiculaires claires alterner avec d'autres encore opaques. La substance médullaire paraît plus foncée que dans les conditions normales : ses vaisseaux sont dilatés et gorgés de sang. » Nous avons vu les modifications circulatoires aller jusqu'à l'extravasation sanguine.

Exp XXV.— Petit lapin noir, 1,600 gr., 6 oct. 1888. Incision et fragmentation de la capsule droite. Il meurt dans la nuit. Pas de péritonite. Nombreux noyaux calcaires dans le foie. La capsule gauche, jaunâtre, présente deux taches ecchymotiques.

Sur un de nos animaux, la capsule restée en place était déjà grise un jour après l'excision de la congénère (Exp. XVIII) ; sur deux autres, nous avons constaté la même coloration le quatrième jour. (Exp. XII, XXI.)

Exp. XXIX.— La capsule gauche, cinq jours après l'évidement de la droite, était foncée ; sa substance médullaire était noirâtre.

Exp. XIII.— Huit jours après l'évidement de la droite, la capsule gauche était jaune brun un peu foncé.

Plus tard, la glande reprend sa teinte jaunâtre ; mais cette fluxion initiale n'est que le premier stade d'un travail important d'hypertrophie compensatrice. Tizzoni (1), Stilling l'ont constaté, et nous en avons vu des exemples très nets.

Sur un lapin de huit mois, la capsule droite, quatre mois et demi après la destruction de la gauche, pesait 0 gr. 41, et 0 gr. 44 avec une petite capsule accessoire (Stilling) (2).

Exp XIV.— Lapin 1400 gr. Evidement de la capsule droite le 28 juillet 1888. Quinze jours après, l'animal pèse 1700 gr.. On fait l'ablation totale de la capsule gauche qui est ferme, jaune serin et manifestement hypertrophiée.

Exp. X.— Lapin 2250 gr., 14 juillet 1888. Evidement de la

(1) Tizzoni.— Sur la physio-path. des caps., 1884. *Arch. ital. de Biol.*

(2) *Loc. cit.* Nous rappelons que le poids moyen n'aurait pas excédé 0 gr. 25.

capsule gauche. Le 10 novembre, l'animal pesait 2100 gr. : il est emporté par des phénomènes nerveux. La capsule gauche fait entièrement défaut. Sa place est occupée par du tissu fibreux adhérent à la rate. Au-dessus de la veine rénale gauche, près de son embouchure dans la veine cave, est une petite capsule supplémentaire, jaunâtre, arrondie.

La capsule droite, grosse, elliptique, jaune, un peu grisâtre, pèse 0 gr. 380.

Les modifications histologiques de l'organe en voie d'hypertrophie sont intéressantes.

Tizzoni (1) se borne à constater que l'hypertrophie compensatrice s'effectue aux dépens de la zone extérieure de la capsule. Stilling (2) ajoute que la substance corticale, dans laquelle il a vu de nombreuses figures karyokinétiques, est quelquefois partout recouverte de minces couches d'un tissu tout à fait semblable à celui de la zone extérieure de la capsule.

Nous n'avons pas retrouvé la karyocinèse, en la recherchant avec la méthode de Bizzozero, sur la capsule droite d'un lapin, sept jours après la destruction de la gauche (Exp. I), pas plus que sur le lapin de l'Exp. X. Nous ne rapporterons que l'examen histologique qui a suivi cette dernière expérience et qui complète les données sommaires des auteurs précédents.

Exp. X. Examen histologique.— La capsule droite, durcie par le liquide d'Erlicki, a été traitée par l'alcool, le xylol et la paraffine, puis par l'hématoxyline et la glycérine. La structure est normale : les traînées épithéliales sont bien dessinées. Au centre, les vaisseaux sont injectés, les capillaires sont pleins de globules : légère infiltration graisseuse des cellules de la substance corticale.

La périphérie de l'organe présente seule une disposition intéressante. A 1 millimètre environ au-dessous de l'enveloppe, et sur tout le pourtour de la capsule, règne une étroite zone foncée où les cellules sont plus serrées, moins apparentes et contiennent des gouttelettes graisseuses. Au-delà, vers l'enveloppe, est

(1) Tizzoni.—Sur la physio-pathologie des capsules surrénales. *Arch. ital. de Biol.*, 1884, VI, fasc. 3. p. 392.
(2) Stilling, loc. cit., p. 460.

une zone plus claire de 1 millimètre de large, où les cellules épithéliales à noyaux bien colorés, sont mieux dessinées. Elles sont plus larges que hautes et comme aplaties de dehors en dedans par pression réciproque. Elles sont disposées en boyaux incurvés en U à la périphérie, immédiatement au-dessous de l'enveloppe. Cette couche périphérique paraît être de formation récente, c'est probablement par elle que s'est développée la capsule, après l'opération, à la manière des productions osseuses sous-périostées. Elle reste séparée du parenchyme par l'étroite zone foncée qui représente la périphérie de la capsule à la période pré-opératoire.

Détail intéressant : la petite capsule supplémentaire a une structure à peu près identique à celle de la capsule droite, et présente comme elle une zone périphérique jaune, de la même dimension et du même aspect, qui dénote qu'elle a participé à la même époque à un processus de suractivité fonctionnelle.

D'après Stilling, l'hypertrophie ne se produit pas sur les animaux âgés, ce qui pourrait expliquer pourquoi, en clinique, dans les cas où une seule capsule est malade, le développement compensateur de l'autre ne se produit pas. Doederlein (1) a cependant cité le fait d'un homme de vingt-cinq ans dont la capsule droite était entièrement cancéreuse et dont la gauche était hypertrophiée sans autre altération.

Une autre preuve importante de l'activité des capsules surrénales, pendant la vie extra-utérine, serait fournie par la *régénération de ces organes*, récemment décrite par Tizzoni, après leur destruction, si cette régénération était bien démontrée.

Le professeur Guido Tizzoni annonça dans une première communication faite à l'Académie « dei Lincei », le 1er juin 1884 (2), qu'il avait observé la régénération capsulaire sur deux lapins opérés, l'un depuis 144 jours et l'autre depuis 26. A l'autopsie du premier, il trouva à la place de la capsule gauche, en grande partie détruite pendant l'opération, une capsule surrénale identique pour la forme, la couleur, la grandeur et la structure à une capsule normale. Sur le

(1) Doederlein, Zur Diagnose d. Krebsgeschwülste. Erlangen, 1860. — *Dict. Encycl.* 1re s. T. 11, p. 141.

(2) *Arch. ital. de Biol*, 1884, VI, fasc. 3, p. 391.

second, il trouva à la place de la capsule droite, en grande partie détruite pendant l'opération, un très petit noyau avec néoformation très active des éléments corticaux et médullaires du parenchyme, entouré dans son enveloppe d'un réseau très serré de faisceaux nerveux du sympathique et de cellules ganglionaires.

Dans une seconde communication (1) (14 Décembre 1884), il précise les caractères macroscopiques de la régénération de la capsule droite qu'il a surtout étudiée. Le siège du nouveau nodule n'est pas celui de la capsule détruite : il occupe la paroi dorsale interne de la veine cave dans le tissu conjonctif qui unit ce vaisseau à l'aorte, et où chemine un cordon du sympathique.

L'auteur se base sur la fréquence de ces nodules chez les animaux opérés, sur leur absence avant toute opération, sur l'existence, dans ces nodules, des différentes phases de leur développement, pour conclure qu'il ne s'agit point de capsules surrénales accessoires, mais d'une néoformation capsulaire, qui n'a point lieu aux dépens de l'ancienne capsule, mais aux dépens du grand sympathique. La substance médullaire se formerait, selon toutes probabilités, la première, par petits lobes qui se fondent secondairement ensemble.

L'auteur renvoie malheureusement à une communication ultérieure, qui n'a point paru, les détails histogénétiques ; mais il croit pouvoir conclure que « le tissu matrice qui donne lieu au nouvel organe est le grand sympathique, et que les capsules surrénales font, par conséquent, partie du système nerveux de la vie organique (2). »

En l'absence d'une description histologique complète, on ne peut que réserver toute appréciation sur les faits importants qu'avance Tizzoni, et surtout sur cette génèse capsulaire d'origine nerveuse. Les preuves qu'il donne pour voir autre chose, dans ces petits nodules, que des capsules surrénales accessoires, si fréquentes chez le lapin, et qui seraient en voie d'hypertrophie compensatrice, n'entraî-

(1) *Loc. cit.*, p. 393.
(2) *Loc. cit.*, p. 395.

nent pas la conviction. Comme lui, nous les avons souvent rencontrés, à droite ou à gauche, jamais à la place de la capsule opérée, mais dans son voisinage, comme doivent l'être les capsules accessoires, et nous avons décrit la zone néoformée qui se surajoute au nodule préexistant (Exp. x). Avant toute opération, ces petits noyaux passent inaperçus et ne deviennent visibles que par leur développement graduel. On trouve alors une couche périphérique de cellules nouvelles, en voie de multiplication active, qui, selon notre observation, reste distincte de la masse centrale plus ancienne. Dans nos cas (Exp. x, Exp. xiv), le nodule néoformé siégeait au-dessus de la veine rénale gauche, près de son embouchure dans la veine cave, et sa double zone de cellules indiquait son existence antérieure à l'opération. La génération de ces nodules capsulaires aux dépens du sympathique, demande donc confirmation avant d'être admise. Quant à la régénération d'une capsule partiellement détruite, Canalis (1) a démontré qu'elle n'avait jamais lieu, mais les parties de l'organe restées intactes peuvent compenser par leur hypertrophie la perte de substance.

Exp. XIV. — Lapin 1400 grammes. La capsule droite est évidée le 28 juillet 1888. Le 12 septembre, on enlève totalement la capsule gauche, qui était manifestement hypertrophiée. Le 9 mars 1889, l'animal meurt avec des signes de sénilité : ongles longs, allongement hypertrophique du museau, ulcérations.

Autopsie. — Aucune trace de la capsule gauche ; petite capsule supplémentaire, grosse comme la moitié d'un pois, développée dans l'angle de la veine rénale gauche et de la veine cave. La capsule droite, évidée le 28 juillet, ne présente pas traces de l'opération. Elle s'est réparée, est arrondie et hypertrophiée.

Ce résultat est sans doute dû à ce que la capsule surrénale ayant été seulement ouverte et évidée, la couche périphérique, aux dépens de laquelle se fait l'hypertrophie, n'avait pas été suffisamment raclée, et a reformé la glande. Dans d'autres cas de destruction de la capsule avec perte de

(1) Canalis. Contribution à l'étude du développement et de la pathologie des capsules surrénales. — *Internat. Monatsschrift f. Anat.* iv, p. 312.

substance, l'organe s'est cicatrisé, mais ne s'est pas régénéré.

Exp. xv. — Lapin 1450 grammes. La capsule droite est incisée, fragmentée et grattée avec la curette, le 13 août 1888. Seize jours après, on fait l'ablation totale de la capsule gauche. L'animal succombe quatre jours après avec des phénomènes nerveux.

A l'autopsie, on trouve derrière la veine cave inférieure un fragment de la capsule droite, non altéré. Aucune trace de régénération.

Exp. xiii. – Lapin 1800 grammes. Evidement de la capsule droite, le 23 juillet 1888. L'animal succombe huit jours après avec des phénomènes nerveux. Pas de péritonite.

Autopsie. — La moitié supérieure de la capsule droite a été seule évidée; la moitié inférieure, qui se prolonge le long de la veine cave, est reconnue normale à l'examen histologique. La perte de substance est comblée ; la capsule est seulement déformée, effilée à son extrémité supérieure. A ce niveau, la substance médullaire est séparée de l'enveloppe par une petite couche de substance corticale, probablement de nouvelle formation. Les trainées épithéliales sont un peu irrégulières comme direction, mais toujours perpendiculaires à l'enveloppe conjonctive ; elles sont plus serrées les unes contre les autres, et les cellules plus nombreuses sont plus tassées. Elles n'offrent aucune différence, dans leur constitution, avec celles des autres parties de la glande. Pas d'altération graisseuse de leur protoplasma. La moitié supérieure, qui a été détruite, est remplacée par du tissu fibreux cicatriciel. entouré de tissu embryonnaire, avec cellules géantes. Ce tissu rappelle du tubercule en voie d'organisation, comme l'a signalé Tizzoni.

Exp. xlvi.— Chien renard, 12 kilogrammes. La capsule droite est incisée et grattée avec la curette, le 3 novembre 1888. L'animal est sacrifié en pleine santé, le 19 décembre 1888.

Autopsie. — La capsule droite, réduite au tiers de son volume, est un peu indurée à sa partie supérieure, sans trace de régénération. Elle pèse 0 gr. 295. La droite blanchâtre, pèse 0 gr. 620.

Quoi qu'il en soit de la théorie pathogénique de Tizzoni, le fait important au point de vue qui nous occupe, est la vitalité des capsules surrénales, chez l'adulte, attestée par la réparation d'une glande en partie détruite, par le développement des glandules accessoires, aussi bien que par l'hypertrophie compensatrice de l'un de ces organes, après la destruction de l'autre.

Enfin, le grand usage des capsules surrénales dans la vie des animaux, est encore prouvé par leur large répartition chez les vertébrés. On les a trouvées chez les mammifères, les oiseaux, les reptiles, les amphibiens et les poissons, sauf chez quelques Téléostéens, et elles sont d'autant mieux développées que l'on remonte l'échelle des êtres.

Cette gradation ascendante, suivant l'intéressante remarque de Mac-Munn, est également suivie par le pigment respiratoire. « Chez les poissons et les amphibiens, l'hémoglobine musculaire et la myo-hœmatine sont peu développées ; elles le sont davantage chez les reptiles et atteignent leur maximum de développement chez les oiseaux et les mammifères (1). » Aussi n'est-il pas téméraire de supposer que ces organes ont quelque rapport avec l'élaboration du pigment.

Nous résumons ces diverses considérations en concluant qu'il n'est pas légitime d'assimiler chez l'adulte à des formations exclusivement embryonnaires, dont les restes atrophiés et graisseux tendent à disparaitre, des organes si généralement répandus, qui en diffèrent par la conservation de leur structure histologique et de leur activité nutritive.

Ces organes ont donc une fonction, même en dehors de la vie intra-utérine, fonction que l'on peut soupçonner être en rapport avec l'élaboration des pigments, mais qui est bien loin d'être encore élucidée.

Si leur volume, comme celui du foie, est proportionnellement plus grand chez le fœtus que chez l'adulte, c'est que l'état fœtal nécessite sans doute un fonctionnement plus actif, à cause de la circulation spéciale du fœtus, de l'insuffisance de la dépuration urinaire et de l'accroissement rapide des tissus. Si leur destruction morbide, chez

(1) Mac-Munn. On Addison's disease and the function of the suprarenal bodies. — Path. section of the Birmingham Branch of the British Med. Assoc., 27 janv. 1888. — *Brit. Med., J.* 1888, I p. 233.

l'adulte, n'entraîne pas toujours l'hypertrophie compensatrice, c'est que le développement d'autres glandes similaires (thyroïde, rate, glandes lymphatiques, moelle des os), vient probablement les suppléer.

III. Innocuité assez fréquente de l'ablation des capsules surrénales.

Le premier expérimentateur qui étudia les capsules surrénales, après la découverte d'Addison, Brown-Séquard formula une opinion toute différente, qui est encore seule exposée dans quelques ouvrages classiques (1), malgré les nombreuses réfutations qu'elle suscita dès son apparition.

Ses travaux importants peuvent se résumer ainsi (2).

Les capsules surrénales paraissent être des organes essentiels à la vie chez les chiens, les chats, les lapins, les cochons d'Inde. Ils sont même plus essentiels que les reins : la survie est beaucoup plus longue après l'ablation des reins qu'après celle des capsules. La durée moyenne de la survie a été de 9 à 14 heures après l'ablation des deux organes, et de 23 à 34 heures après celle d'un seul.

L'ablation des deux capsules à plusieurs jours d'intervalle l'une de l'autre, ne donne une survie en apparence définitive que sur les albinos.

La mort, dans ces cas, n'est due, ni à la péritonite, ni à l'hépatite, ni à aucune suite du traumatisme ; mais à l'accumulation du pigment dans le sang, où l'on voit se former, chez le chien, spontanément et très rapidement des cristaux, et à la lésion des nerfs capsulaires qui entraîne une perturbation du plexus solaire.

Les adultes meurent plus vite que les jeunes.

(1) Beaunis. *Traité de Physiologie*, 3me édition, II, p. 680.

(2) Brown-Séquard. Recherches expérimentales sur la physiologie et la pathologie des capsules surrénales. (Comptes-rendus Ac. Sc. 1856, et *Arch. de Méd.* 1856). — Nouvelles recherches sur l'importance des capsules surrénales (*Gaz. Méd.*, 1858). — Nouvelles recherches sur les capsules surrénales. (Comptes-rendus Ac. Sc., 1857, 21 décembre, et *Arch. de Méd.* (1858, I, p, 239).

L'ablation de la capsule droite est plus grave que la gauche.

Les principaux phénomènes que présentent les animaux sont : un affaiblissement graduel, et aux approches de la mort, la paralysie des membres postérieurs, puis des antérieurs, puis des muscles respirateurs : de l'accélération de la respiration qui diminue vers la fin, tandis que les mouvements du cœur, d'abord moins rapides, sont plus tard d'un tiers au-dessus de la normale. Inappétence, arrêt de la digestion, rarement vomissements et diarrhée. Hypothermie (3 et 4 degrés) : délire et convulsions tétaniformes ou épileptiformes. Les convulsions sont presque constantes, plus fortes du côté opéré après l'ablation d'un seule capsule ; dans ce cas, il y a quelquefois aussi *roulement*, commençant du côté opposé à l'opération. La mort survient par asphyxie subite ou lente, ou par syncope : jamais de mélanodermie.

Darby (1) confirma ces conclusions que Brown-Séquart crut aussi corroborer en rattachant à l'inflammation des capsules surrénales, une certaine épizootie des lapins caractérisée par l'augmentation du pigment dans le sang.

Plus récemment, Foa et Pellacani, qui croient à la présence dans les capsules surrénales, d'un suc virulent, ont conclu de leurs expériences, qu'en détruisant ces organes par la cautérisation ou tout autre moyen, quoiqu'on n'obtienne pas les signes de la maladie d'Addison, on voit, au plus tard un mois après, les animaux succomber dans un état de marasme progressif (2).

Les contemporains de Brown-Séquard démontrèrent sans peine le peu de fondement de l'hypothèse pathogéni-

(1) Darby. The Charleston médical Journal and Review, 1859.

(2) Foa. Contribuzione allo studio della malattia dell'Addison. Rivista clinica di Bologna, 1879, p. 333, et Foa et Pellacani. *Archivio per le scienze mediche*, t. VII, 1883.

Nous avons étudié cette question de la toxicité des capsules surrénales dans un autre travail, *Marseille Médical*, 1889, p. 637: Recherches expérimentales et critiques sur la toxicité de la substance des capsules surrénales.

que qu'il avait émise pour expliquer la mort qui suit la destruction des capsules surrénales.

Gratiolet (1), Philippeaux (2), Harley (3), Chatelain (4) ne retrouvèrent pas l'hyperpigmentation du sang annoncée. Harley fit observer que la formation des cristaux avait lieu normalement, lorsqu'on met une goutte de sang entre deux lamelles, et plus rapidement chez les animaux affamés, ou qui ont subi un grand traumatisme. Brown-Séquard est, du reste, revenu lui-même sur son opinion, et la mort, qu'il attribuait, lors de ses premières expériences à la suppression des fonctions des capsules surrénales, il la croit due aujourd'hui à l'irritation des nerfs résultant de l'opération. La vie cesse par inhibition (5).

Reste l'autre partie de ses conclusions de 1856 : la mort constante, et à bref délai, après la destruction des capsules, qui lui faisait concevoir ces organes comme indispensables à la vie, et même plus utiles que les reins. On ne saurait souscrire, sans réserve, à cette opinion pas plus qu'à la précédente. Le nombre des cas heureux est, aujourd'hui, assez grand pour que l'on puisse affirmer que la mort n'est pas la conséquence immédiate de l'ablation d'une ou de deux capsules surrénales, et que l'animal qui en est privé peut vivre.

Berutti et Perosino (6) obtinrent sur le cheval des survies de six à seize jours, et sur le chien de cinq jours. Martin-Magron (7) et Ordonnez enlevèrent les deux capsules à un chat qui survécut six semaines et mourut accidentellement. L'autopsie faite devant la Société (29 décembre 1856) fit constater que la double ablation était

(1) Gratiolet Comptes-rendus Ac. Sc., 1856.

(2) Philippeaux. Comptes-rendus Ac. Sc., 22 février 1858 et *Archiv. de Méd.*, 1858, p. 497.

(3) Harley. *Loc. cit.*, Méd. chir. Review.

(4) Chatelain. *Th. Strasbourg*, 1859.

(5) Brown-Séquard. De l'inhibition. C. R. *Soc. Biol.* 7 mai 1887.

(6) Berutti et Perosino, cités par Hecht. De l'ablation des capsules surrénales. *Gaz. Hebd.* 1856, p. 82.

(7) Martin-Magron. Anat. et phys. des glandes vascul. sang. Th. conc. 1860.

complète. Philippeaux (1) constata que certains animaux, après l'ablation des deux capsules, survivent sans le moindre trouble passager ou permanent de leurs fonctions. Schiff eut des survies de cinquante-six jours sur des rats. Harley (2) enleva les deux capsules, à six semaines d'intervalle, sur un rat bigarré de blanc et de brun. Cent vingt jours après, il se portait bien. Sur plusieurs rats, il a réussi à enlever les deux capsules et la rate. L'un d'eux était issu d'une mère sans capsules. Il faut bien le remarquer, toutes ces opérations étaient faites sans antisepsie.

Plus récemment, Nothnagel (3), sur les cent cinquante trois lapins qu'il a opérés, en a conservé plusieurs, qui ne présentèrent aucune modification de l'état général. Burger (4) a ainsi conservé, pendant plus d'un an, des animaux privés des deux capsules. Giliberti et di Mattei (5) ont vu des chiens survivre dix-sept et cinquante-deux jours à l'ablation de leurs capsules. Tizzoni (6) a vu des faits semblables.

Sur les trente lapins que nous avons opérés, trois ont présenté des survies prolongées. Le N° 2, dont la capsule gauche a été écrasée le 23 juin 1888, vivait encore en bonne santé en mars 1889. Le N° 16, dont la capsule droite a été évidée et fragmentée le 13 août 1888, a été suivi jusqu'à la même époque. Le N° 14 subit l'évidement de la capsule droite le 28 juillet 1888, l'ablation totale de la gauche le 12 août et mourut seulement le 9 mars 1889, avec des signes de sénilité. Accouplée avec lui, la lapine N° 16 a été fécondée et a mis bas trois petits sans poils, qui n'ont pas vécu. L'autopsie du N° 14 démontra que la capsule droite

(1) Philippeaux *loc. cit*

(2) *loc. cit.*

(3) Nothnagel. Experimentelle Untersuch. über die Addison' sche Krankheit. Zeitschrift f. klin. Med. I, p. 70, 1879. *Med. Centralb.* et *R. S. Méd.* xv, p. 457.

(4) Burger. Die Nebennieren und der Morbus Addison. Berlin 1883. *Gaz. Hebd.* 1884, p. 12.

(5) Giliberti et di Mattei. Sull'influenza della estirpazione delle capsule surrenale sull'organismo animale. *Atti della Società di Sc. nat. e écon.* Palermo 1885. *R. S. Méd.* xxviii, p. 462.

(6) Tizzoni. Sur la physio-path. des capsules surrénales. *Arch. Ital. de Biol.* 1884, p. 333 et suivantes.

s'était réparée : il est certain que cette réparation n'était pas effectuée lors de la seconde opération, et son état général n'a pas été modifié par la suppression, au moins momentanée, de ses deux capsules.

Sur les treize chiens, deux ont été sacrifiés en pleine santé longtemps après l'opération.

Le chien de l'expérience XXXVIII a été opéré à gauche le 30 août 1888, à droite le 25 septembre et sacrifié le 15 mai 1889.

Le chien de l'expérience XLIII a été opéré à gauche le 20 septembre 1888, à droite le 10 octobre et sacrifié le 25 avril 1889. L'ablation, dans les deux cas, n'a été que partielle à droite, portant sur la moitié de l'organe environ, mais absolument complète à gauche.

Deux autres chiens ont survécu à l'ablation de la capsule gauche (expériences XXXIX, XLII) et n'ont succombé qu'aux suites opératoires de l'ablation de la droite. Un autre, enfin (expérience XL), s'est enfui, alors qu'il était complètement remis de l'ablation de la gauche.

Les animaux qui résistent à la destruction expérimentale des capsules surrénales ne présentent généralement aucun symptôme de la maladie d'Addison. Les espérances des physiologistes, qui comptaient sur ces expériences pour élucider la pathogénie de cette affection, ont été déçues. Les suites opératoires sont mêmes nulles dans la plupart des cas, ou tout au moins les modifications constatées par quelques auteurs sont-elles inconstantes ou manquent-elles de contrôle. D'autres doivent être imputées au traumatisme, comme celles que décrivent Giliberti et di Mattei. D'après eux, il y aurait d'abord, chez le chien, une diminution rapide et passagère des globules rouges, de l'hémoglobine, de l'urée, de la quantité journalière de l'urine et une augmentation de l'urobiline. Le poids de l'animal diminue dans les premiers jours, puis s'accroît, atteint et dépasse le poids normal. Peu de modifications des globules blancs : température, pouls et respiration, comme à l'ordinaire (1).

(1) Giliberti et di Mattei, *loc. cit.*

Dans les cas heureux, Tizzoni (1) n'a observé, sur les lapins, aucune modification de la nutrition. Il n'a pas vu d'anémie progressive comme celle qui caractérise la maladie d'Addison : la richesse en hémoglobine, mesurée au chromomètre de Bizzozero, n'a pas diminué : le nombre des globules blancs n'est pas exagéré.

Le poids de l'animal augmente, comme doit le faire celui des jeunes animaux qui sont mis en expérience. Nous pourrions même dire que, lorsque nous l'avons vu diminuer, de graves complications nerveuses sont survenues (expériences x, xxxii).

Nous avons examiné l'urine d'un certain nombre de nos lapins opérés. L'urée a été dosée par le procédé d'Yvon à l'hypobromite de soude, et l'acide phosphorique total par la méthode de Leconte, à l'urane. Les dosages étaient faits régulièrement par le même opérateur.

Trois lapins en observation ont survécu (expériences x, xiv, xv) L'un d'eux, N° xiv, a subi deux opérations : la première à gauche, le 28 juillet ; la deuxième à droite le 12 août 1888, et ses urines ont été suivies jusqu'au 19 septembre. Le lapin x a été observé du 14 juillet, jour de l'opération, au 25 juillet : le N° xvi, du 13 au 25 août.

Cinq lapins ont succombé avec des phénomènes nerveux, le xii le 4ᵉ jour, le xiii le 7ᵉ jour, le xv le 4ᵉ jour, après la deuxième opération ; le xxi le 3ᵉ jour, le xxix le 5ᵉ jour.

Quelques animaux, aussi bien dans le premier groupe que dans le second, ont présenté, dans les jours qui ont suivi l'opération, une faible quantité d'albumine, qu'il ne faut pas hésiter à rapporter au traumatisme, soit qu'il s'agisse d'une modification circulatoire générale, soit plutôt d'une compression rénale accidentelle.

La quantité de l'urine et la proportion de ses éléments sont normalement si variables d'un jour à l'autre, chez le lapin, que l'on ne peut accorder aucune attention aux chiffres quotidiennement obtenus ; on les retrouve, avec les mêmes variations, en dehors de toute opération.

Un seul fait nous paraît digne d'être signalé ; c'est l'aug-

(1) Tizzoni. *Arch. Ital. de Biol.* 1884. T. vi, fasc. 3, p. 392.

mentation de l'acide phosphorique excrété par les animaux qui ont succombé avec des phénomènes nerveux.

En parcourant nos tableaux, on constate, malgré quelques écarts, que le pourcentage de l'acide phosphorique est plus fort au moment des accidents nerveux. Le fait est encore plus sensible, si l'on fait la moyenne totale des deux groupes d'expériences. Chez les lapins qui ont guéri, la proportion d'acide phosphorique est de 0,066 °/₀ ; chez ceux qui sont morts d'accidents nerveux, elle s'élève à 0,122 °/₀. Il n'y a aucune constance dans le rapport des sels avec lesquels s'unit l'acide phosphorique. Tantôt ce sont les phosphates terreux qui prédominent (exp. XXIX), tantôt ce sont les alcalins, et cela aussi bien dans le premier groupe que dans le second (1).

Cette augmentation de l'acide phosphorique, par excitation du système nerveux, que l'on pourrait rapprocher de la phosphaturie de certains diabétiques ou de l'élévation du taux de l'acide phosphorique, signalée par Lépine et Jacquin (2) dans les crises d'épilepsie, n'a aucun rapport avec la destruction des capsules surrénales. Produite par une suite accidentelle de l'opération, cette modification urinaire est indépendante de l'opération elle-même et ne saurait figurer dans l'histoire des animaux qui survivent.

De l'avis de Tizzoni, le seul fait que l'on puisse obtenir expérimentalement par la lésion des capsules surrénales est la distribution anormale du pigment. Dans ses premiers travaux, il reconnaissait que l'on n'arrivait pas à reproduire complètement le tableau clinique de la maladie d'Addison (3). Plus récemment, il n'hésite pas à décrire une maladie bronzée expérimentale (4).

D'après lui, au bout du 75ᵉ jour, chez les lapins à pelage gris ou noir, on voit apparaître, aussi bien par la destruction d'une capsule que des deux, une pigmentation brune des lèvres, des narines et de la muqueuse de la cavité orale et du

(1) V. les tableaux, pages 52 à 56.

(2) Lépine et Jacquin. *Revue mensuelle*, 1879, p. 449.

(3) Tizzoni. *Arch. ital. de Biol.*, 1884, *loc. cit.* p. 390.

(4) Tizzoni. Ueber d. Wirkungen d. Extirp. d. Nebenn. auf Kaninchen. Beitr. z. path. Anat. de Ziegler, VI, 1889.

nez sans modification appréciable de la couleur des poils et de la peau. Le museau est sale « comme si l'animal s'était barbouillé avec du charbon ou de la poussière noire ; une grosse ligne sombre entoure la bouche et le nez, au point où cesse le poil long et où commence le duvet, et, du côté des narines, se continue sur leur cloison et sur les deux renflements de la muqueuse qui se trouvent à côté de la cloison, où la coloration devient encore plus foncée. »

Plus tard, on voit apparaître des taches pigmentaires de la muqueuse des narines ou de la cavité orale, sur le bord libre de la lèvre inférieure, tant du côté de la muqueuse que de la peau, sur la partie libre de la face inférieure de la langue, sur le palais dur. Ce sont de petits points isolés, couleur de tabac, qui se fondent entre eux et deviennent bronzés comme dans la maladie d'Addison : on avait constaté leur absence avant l'opération. Le scrotum deviendrait aussi plus sombre que sans l'opération. Dans l'ablation d'une seule capsule, la pigmentation serait unilatérale ou tout au moins prédominante du côté opéré (1).

Ces résultats n'ont pas été obtenus sur les lapins blancs opérés depuis le même nombre de jours que les premiers. La pigmentation anormale, après un certain temps de progrès, s'arrête et devient stationnaire; mais elle ne rétrocède jamais. Jamais une tache foncée n'a disparu.

Les anciens expérimentateurs, Brown-Séquard, Harley, Philippeaux, n'ont pas observé la pigmentation anormale, quoique plusieurs de leurs animaux aient présenté, comme nous l'avons dit, une survie assez longue.

Nothnagel, en 1879, nota sur trois jeunes lapins seulement, quelques mois après l'écrasement des deux capsules surrénales, quelques taches grises, enfumées, aux lèvres et au palais ; les autres animaux n'eurent rien d'anormal. L'auteur est plutôt tenté de considérer ces faits comme accidentels que comme dus aux expériences (2).

Giliberti et di Mattei, qui opéraient sur des chiens, n'ont

(1) Tizzoni. *Loc. cit.* p. 393.
(2) Nothnagel. *Loc. cit.*, Zeitsch. f. kl. Méd. I., p. 76.

pas vu de taches pigmentaires, sur la peau et les muqueuses, au bout de 17 et de 52 jours. Du reste, chez ces animaux la pigmentation normale de la bouche ne permet pas toujours de faire la part de l'influence opératoire.

Voici les résultats personnels que nous avons obtenus sur les lapins au point de vue de la pigmentation.

Le plus intéressant est celui que nous a présenté le lapin n° II.

Ex. II.— Lapin, 5 mois, très vigoureux. 2,100 gr.; pelage gris. 23 juin 1888. Ecrasement de la capsule gauche. Le 1er août, il pèse 2,525 gr.; le 20 août, 2,700 gr.

Vers le 75e jour, la langue devint plus brune. La muqueuse des narines, comparée à celle d'un lapin de même pelage, parut plus foncée. A l'entrée des narines, à l'origine des poils, on vit une petite raie noire, comme faite au fusain. Le bout du museau avait une teinte sale ; les poils du pourtour des narines étaient d'un blanc gris sale, ceux de la lèvre supérieure étaient bruns.

En novembre, ces caractères s'étaient dissipés. Contrairement à ce que dit Tizzoni, que la pigmentation ne rétrocède jamais, la langue devint rosée et le bout du museau perdit son aspect sale. Une petite tache ombrée parut sur le bord libre de la lèvre inférieure. L'animal pesait 3,050 gr.

En janvier 1889, il y avait peu de changements. La muqueuse buccale était rose, sauf la petite tache de la lèvre inférieure qui était très pâle, et une tache noire à l'union du palais osseux et du palais membraneux.

Exp. XIV. — Lapin fauve, 1,400 gr. opéré à droite le 28 juillet 1888, à gauche le 12 août 1888, son poids étant de 1,700 gr. Il mourut avec des signes de sénilité le 9 mars 1889 ; la capsule droite s'était réparée, la gauche manquait complètement.

Le 10 septembre, on constata quelques petites taches grisâtres disséminées sur le bord libre de la lèvre inférieure.

23 octobre. Poids 2,500 gr. Muqueuses rosées. Palais blanc. Une petite tache persiste sur le bord libre de la lèvre inférieure. Une tache circulaire a paru sur la face interne de la lèvre supérieure, à gauche près du bord libre.

12 novembre. Muqueuse buccale rose vif sur les côtés. Deux petites taches ombrées circulaires, près du bord libre de la lèvre supérieure à gauche.

26 janvier 1889. Poids 2,750 gr. Animal vigoureux. Muqueuses roses. Traces de pigmentation insignifiantes. Le palais, à

l'union des parties osseuse et membraneuse, présente une petite tache grisâtre.

A l'autopsie la pigmentation des muqueuses était nulle, sauf la petite tache palatine.

Exp. XVI. — Lapine gris fer. Poids 1,900 gr.

13 août 1888. Evidement de la capsule droite.

11 septembre. Poids 2,500 gr. A l'insertion de la lèvre inférieure, plaque brune, symétrique, allongée transversalement et se prolongeant en avant sur la ligne médiane Liseré noirâtre au pourtour des narines. Le pelage est brun assez foncé.

28 octobre. La moitié postérieure du palais est noire.

12 novembre. Poids 2,750 gr. Outre les caractères précédents, plaque cutanée brunâtre se prolongeant sur la moitié droite du bord libre de la lèvre inférieure.

26 janvier 1889. Poids 3,000 gr. Le palais membraneux n'est plus noir. Petite tache noirâtre sur le bout de la langue à gauche ; petite tache brune en dedans de la lèvre supérieure, à droite.

Exp. X. — Lapin gris. Poids 2,250 gr. Quatre-vingt-cinq jours après l'évidement de la capsule gauche une ligne brune parut à la sertissure des dents, plus foncée à gauche.

Ces quelques faits de pigmentation anormale que nous avons observés, sont loin de reproduire le tableau schématique qu'a tracé le Professeur italien. L'époque d'apparition variable des petites taches fumées, leur distribution irrégulière, sans rapport avec le côté opéré, et surtout leur rétrocession plusieurs fois constatée, ne concordent pas avec sa description. Nous croyons devoir suspendre notre jugement sur cette prétendue maladie bronzée expérimentale jusqu'à ce que de nouvelles observations nous démontrent qu'il ne s'agit pas dans l'apparition de ces taches pigmentaires plus accentuées avec le pélage foncé, de phénomènes normaux, que l'on rencontre, d'ailleurs, chez des lapins indemnes de lésions capsulaires.

La seule conclusion qui se dégage de cette série d'expériences, c'est l'innocuité possible de l'ablation des capsules surrénales, chez les animaux. L'animal qui en est privé, peut vivre, et il ne présente aucune modification fonctionnelle, — sauf peut-être une distribution anormale du pigment, — qui puisse indiquer quel est le rôle de l'organe détruit.

La pathologie fournit aussi des exemples nombreux du peu de retentissement des lésions capsulaires sur l'économie. On connait le fait de Harley qui voulant opérer un chat, tomba sur deux capsules pierreuses, en grande partie remplacées par un dépôt calcaire (1). La santé de l'animal était bonne, malgré l'ancienneté de la lésion. Colin a plusieurs fois trouvé sur le cheval l'hypertrophie, la dégénérescence des capsules, leur compression par des tumeurs sanguines, sans qu'il y eût une modification de la couleur de la peau (2).

Chez le fœtus, lui-même, l'aplasie des capsules surrénales assez fréquente chez les hémicéphales, n'empêche pas le développement des viscères et le cours régulier des fonctions végétatives.

Lomer (3) a constaté, à l'Université de Berlin, que sur 17 hémicéphales, les capsules surrénales étaient sept fois absentes, et cinq fois atrophiées ou rudimentaires.

Nous avons nous-même récemment présenté au Comité Médical des Bouches-du-Rhône un anencéphale bien développé, qui n'avait qu'une seule capsule surrénale de petites dimensions, la gauche faisait entièrement défaut (4).

Chez l'adulte, les lésions surrénales sont le plus souvent des trouvailles d'amphithéâtre, qui n'ont présenté pendant la vie aucune symptomatologie spéciale. Sur 78 cas de tuberculose des capsules, nous en avons relevé 49 où la lésion n'a donné lieu à aucune manifestation. 42 cas de cancer capsulaire sur 51, 15 cas de sarcome sur 18, 5 cas de lymphome sur 6, sont restés sans symptômes spéciaux. La dégénérescence graisseuse est restée latente six fois sur huit, la dégénérescence amyloïde six fois sur sept, et

(1) Harley, loc. cit.

(2) Colin. Traité de Physiologie comparée des animaux. t. II 3e édit. 1888 p. 862.

(3) Lomer. Ueber ein eigenthumliches Verhalten der Nebennieren bei Hemicephalen. Virchow's Archiv., 1885. Bd. 98, II. — Fortschritte d. Méd. p. 181,

(4) Recueil des actes du Comité médical, 1891, t. XXIX, p. 21.

l'hémorrhagie capsulaire vingt-cinq fois sur quarante-quatre. Dans 6 cas, le lipome, et dans 16 cas l'adénome sont restés latents. Les kystes n'ont produit des symptômes que trois fois sur six, les deux seuls cas bien avérés d'inflammation suppurative n'ont modifié en rien la marche de la maladie principale (1). On peut donc conclure que sur l'homme comme sur l'animal la fonction encore inconnue des capsules surrénales n'est pas indispensable à la vie, puisque des altérations variées peuvent les détruire, comme les opérations expérimentales, sans manifestations symptomatiques appréciables.

IV. — Mécanisme de la mort, par lésions du système nerveux, dans les cas plus fréquents ou l'animal succombe.

Si les animaux en expérience résistent parfois à la destruction des capsules surrénales, il n'en est pas moins vrai qu'ils succombent le plus souvent. Ainsi sur 30 lapins, nous en avons seulement conservé trois en vie.

Comme nous l'indiquions au commencement de notre travail, ce ne sont pas les accidents opératoires, du moins chez les lapins, et d'après ce que nous avons pu observer, qui emportent le plus d'animaux. Sur les 27 lapins qui ont succombé, cinq seulement ont été emportés par des complications inflammatoires, septiques ou accidentelles. Les 22 autres ne présentaient à l'autopsie aucune lésion du péritoine ou des gros viscères abdominaux capable d'expliquer l'issue fatale. Quelques-uns d'entre eux, avaient offert, avant de mourir, des symptômes nerveux ; sur d'autres on n'a pu les constater, soit qu'ils aient été plus fugaces, soit qu'ils se soient produits pendant la nuit. La similitude des conditions permet de réunir dans le même groupe tous ces animaux qui sont morts par le système nerveux, et non par les suites du traumatisme. Nous ne

(1) Le relevé des observations qui justifie ces chiffres, figure dans les tableaux bibliographiques, annexés à notre mémoire présenté à l'Académie.

tiendrons compte, cependant, dans l'analyse des faits, que de ceux dans lesquels les symptômes nerveux ont pu être observés.

Comme Tizzoni, nous avons vu plusieurs de nos animaux succomber quelques jours après l'opération, alors que rien dans l'état de la plaie ne le faisait prévoir, et d'autres après une survie plus ou moins prolongée. Parmi les premiers, un est mort le deuxième jour (Exp. VII.) : deux sont morts le troisième jour (Exp. VIII, XV) : deux le quatrième jour (Exp. XII, XXIII) : deux le cinquième jour (Exp. IX, XXIX) : deux le septième jour (Exp. I, XIII).

Nous ne donnerons que le détail de quelques expériences.

EXPÉRIENCE I. — Lapin gris, 1.900 g. — 23 juin 1888. Ecrasement de la capsule gauche.

L'animal reste alerte et mange bien jusqu'au 26 juin. Le lendemain, la patte postérieure gauche est trainante.

28 juin. On ouvre un abcès caséeux dans la plaie.

Le 29, les quatre pattes sont paralysées : la respiration est à 80, le pouls est incomptable.

Dans la soirée, convulsions généralisées, incessantes. Contracture de la patte postérieure gauche. L'œil droit est dévié en bas.

30 au matin. Opisthotonos : pupilles très dilatées et immobiles. Au moindre contact, des convulsions généralisées se produisent.

Le soir, les quatre membres sont inertes : mouvements cloniques des yeux, des oreilles ; sécrétion lacrymale. Mort.

Pas de péritonite : quelques adhérences de l'intestin à la plaie. Abcès caséeux en dehors du rein. Vessie distendue.

EXPÉRIENCE XII. — Lapin fauve 1.800 gr.

21 juillet 1888. Evidement incomplet de la capsule droite. L'animal est assez vigoureux et court sans peine après l'opération : l'état général est bon jusqu'au 24.

25 juillet. Paralysie des deux pattes antérieures et du cou. L'animal est étendu sur le ventre sans pouvoir se soulever, ni remuer la tête qui est couchée sur le côté droit, tandis que l'arrière-train est couché sur le gauche.

Le soir, contractures dans le côté droit du cou. A la moindre excitation, raideur tonique des membres : opisthotonos exagéré par la percussion des vertèbres cervicales. Parfois, des convulsions spontanées éclatent. La respiration est lente à 48 : le pouls est à 136 ; la température rectale à 35° 5. Les pupilles sont sensibles, égales, modérément dilatées. Ventre souple et rétracté. Mort.

L'état de la plaie est très satisfaisant. Pas de péritonite locale ni générale. Une petite languette du foie adhère seule à la plaie qui est en bonne voie de cicatrisation par première intention.

Expérience xxiii.— Lapin brun 1800 gr.

5 Octobre 1888. Evidement et fragmentation de la capsule droite.

8 octobre. Opisthotonos : convulsions générales au moindre contact. Contracture des quatre membres : ceux du côté droit sont plus paralysés que les gauches. Pupilles égales, un peu contractées. Ventre souple : plaie en bon état, pas de suppuration. Mort le 9 octobre.

Pas de péritonite : adhérence à la plaie d'une anse intestinale, sans rétrécissement, ni trace d'escharre : abcès entre le rein et la paroi.

Le tibia et le péroné droits se sont fracturés dans les convulsions qui étaient extrêmement violentes.

Les accidents nerveux retardés ne sont pas moins intéressants que les accidents hâtifs. Tizzoni a vu succomber, avec des symptômes nerveux, des lapins opérés, un des deux côtés depuis quinze mois, trois à droite depuis neuf, dix-huit et vingt-deux mois (1). Un de ses chiens opéré à gauche est mort au bout de treize mois (2).

Un de nos lapins (Exp. x) est mort le cent dix-neuvième jour après l'évidement de la capsule gauche et un de nos chats (Exp. xxxii), cinquante-quatre jours après la ligature de la capsule gauche. Ces deux faits méritent d'être rapportés.

Expérience x.— Lapin gris 2250 gr.

14 juillet 1888. Evidement de la capsule gauche. Après l'opération, la patte antérieure gauche semble paresseuse. Ce phénomène est dissipé le lendemain : l'animal mange peu pendant les deux premiers jours, puis il se remet complètement.

(1). Tizzoni. Sur la physio-pathologie des capsules surrén. *C. R. Acad. des sciences*, 1886, 2 novembre.

(2). Tizzoni. Ablation des caps. surrén. chez le chien. *Arch. ital. Biol.* 1888 T. x. fasc. iii, p. 373.

1 août. Il est très vigoureux. La plaie est réunie par première intention. Poids = 2500 gr.

L'animal reste en bonne santé jusqu'au 9 novembre.

On constate, ce jour-là, qu'il a une certaine difficulté à marcher.

10 novembre. Contracture de la patte antérieure droite, et des deux pattes postérieures en extension. Il ne pèse plus que 2100 gr.

L'autopsie est faite immédiatement après la mort.

Pas de péritonite : quelques adhérences du rein gauche à la cicatrice. Pas de pigmentation anormale.

Expérience XXXII. — Petit chat blond, très jeune. Poids 795 gr.

20 juillet 1888. Ligature au catgut du pédicule de la capsule gauche isolée et laissée en place. La plaie guérit sans complications et le 26 juillet, l'animal est complètement rétabli.

16 août. Même état. Poids = 1100 gr.

28 août. L'animal ne mange plus, et maigrit. Poids = 963 gr.

Le ventre est souple, la plaie bien cicatrisée.

L'amaigrissement fait des progrès rapides. L'animal refuse toute nourriture, et cependant il reste assez alerte.

31 août. Il est squelettique : Poids = 840 gr.

Le 2 septembre, il est arrivé au dernier degré de l'émaciation, poids = 740 gr., et il s'éteint sans convulsions.

A l'autopsie, la plaie est pigmentée sur ses faces externe et interne, et adhère faiblement au sommet du rein et à la queue du pancréas. Pas d'autres traces de pigmentation anormale. Pas de lésions péritonéales, ni pulmonaires : aucune manifestation de tuberculose. La capsule gauche a complètement disparu : la droite est épaisse, jaunâtre, résistante et pèse 207 milligrammes.

Sauf ce dernier fait, qui est remarquable par la prédominance des troubles de la nutrition aboutissant à un amaigrissement extrême, les faits de Tizzoni et les nôtres nous montrent à peu près constamment les mêmes accidents nerveux, qu'ils soient précoces ou tardifs. Leur origine cérébro-bulbaire est manifeste. La motilité et la sensibilité sont d'abord diminuées, l'animal semble maladroit de ses pattes, puis la parésie est complète, il tombe et reste couché sur le flanc ou sur le ventre, les pattes écartées. En même temps l'excitabilité réflexe est fortement exagérée :

au moindre contact, des convulsions cloniques généralisées apparaissent, des contractures violentes raidissent ses membres et arquent le corps en opisthotonos. Parfois, la respiration est ralentie et le pouls incomptable. L'état des pupilles est très variable. La température peut baisser à 35°,5 (Exp. XII).

Nous avons noté une fois l'hypersécrétion lacrymale, et Tizzoni avait observé la rougeur de la muqueuse buccale. Après la mort, la rigidité est hâtive.

Ces phénomènes nerveux se rapprochent beaucoup de ceux qu'avait décrits Brown-Séquard (1). On peut reprocher à ce physiologiste éminent de les avoir cru inévitables et de les avoir mal interprétés, mais leur réalité nous paraît incontestable.

Sur le jeune chat de l'Exp. XXXII, les troubles trophiques ont remplacé les accidents cérébro-bulbaires : il n'a pas eu de convulsions, mais il s'est émacié graduellement jusqu'à devenir squelettique. Tout en remarquant que cette expérience ne rappelle pas plus que les autres le syndrome d'Addison, dans lequel l'asthénie est accompagnée d'un certain embonpoint, on doit, en raison des lésions que nous avons constatées et sur lesquelles nous allons revenir, attribuer l'issue fatale au système nerveux, comme dans les autres expériences de Brown-Séquard, de Tizzoni, ou celles que nous avons rapportées.

Comment interpréter cette intervention manifeste du système nerveux, à la suite des lésions expérimentales des organes surrénaux, et que l'on retrouve quelquefois avec les mêmes caractères dans certains cas de lésions pathologiques ? Burresi (2), Semnola (3) ont publié, entre autres faits, deux cas de maladie d'Addison, reproduisant les désordres nerveux observés expérimentalement sur les animaux.

Serait-ce en vertu de la structure intime de ces organes,

(1) V. p. 23.

(2) Burresi, Malattia d'Addison. Sperimentale 1870, XXV, p. 521-539. Meissner Schmidt's Jarh. CLIV, p. 29.

(3) Cité par Tizzoni, C. R. Ac. Sc. 1886, 2 nov.

qui seraient si riches en cellules nerveuses, que nombre d'auteurs regardent avec Kolliker (1) leur portion médullaire comme un plexus ganglionnaire du grand sympathique? Cette opinion anatomique sur laquelle les cliniciens se sont trop hâté d'édifier des théories pathogéniques (2), nous parait contestable.

En effet, si Balfour (3), sur les Elasmobranches, Mitsukuri (4) sur les lapins et les rats, Braun (5) sur les amniotes, Gottschau (6) sur les mammifères, font provenir embryologiquement les capsules surrénales des ganglions sympathiques, Janosik (7), sur un embryon de chien de 2 cent. 5, a vu les deux substances provenir des cellules du corps de Wolff, et dit qu'il ne vient rien du sympathique. Valenti, sur l'embryon de poulet, n'a constaté aucun rapport des capsules surrénales avec le sympathique (8).

Histologiquement, à côté de Leydig, Luschka, Meyer, qui regardent comme ganglionnaires le plus grand nombre des cellules de la moelle capsulaire, nous voyons Virchow, Holm (9), Mœrs (10), Grandry, Pfortner (11), Rauber (12), Gottschau (13) dire que la plus grande partie de cette substance est formée de *cellules spéciales*, entre lesquelles on trouve des cellules nerveuses libres ou intercalées sur le

(1) Kolliker, *Elements d'histol. hum.*, 2e éd. franç., 1868, p. 672.

(2) Voir Jaccoud, *Dict. de Méd. et Chir.*, t. V, p. 727.

(3) Balfour, *Traité d'Embryol. et Embryog. comp.*, 1885, t. II, p. 611.

(4) Mitsukuri, On the Development of the suprarenal Bodies in Mammalia, Quart. J. microsc, sc., 1882.

(5) Braun, cité par Balfour.

(6) Gottschau, Structur u. Embryon. Entwik. d. Nebenn. bei Saugeth. Arch. f. Anat. u. Phys., 1883, IV, V, VI Heft.

(7) Janosik, Bemerk, u. d. Entwik. d. Nebenn. Arch. f. Mikc. Anat. 1883, XXII, fasc, IV. Fortsch. d. med., 1884, p. 12.

(8) Valenti, Sur le développement des caps. surrén. chez le poulet et chez quelques mammifères. *Arch. ital. de Biol.*, 1889. p. 424.

(9) Holm, Ueber die nervose Elemente der Nebenn. Wien. Sitzung. Bd. 53.

(10) Mœrs, Ueber den feineren Bau der Nebenn. Virchow's Arch. XXIX.

(11) Pfortner, Untersuch. über d. Gangl. intercarot. u. der Nebenn. Zeitsch. f. rat. Méd. XXXV.

(12) Rauber, Zur feinere Structur der Nebenn. Inaug. Diss. Berlin, 1881

(13) Gottschau, Ueber Nebenn. d. Saugeth. Sitzung. d. phys. med. Ges. zu Wurz, 1882, p. 56.

trajet des filets nerveux. D'autres auteurs n'ont réussi à trouver des cellules nerveuses que sur certaines espèces (Ecker, sur le cheval). Dostoïewsky (1) a décrit avec Holm, sur quelques espèces, des cellules *en apparence nerveuses*, et qu'il regarde comme des cellules corticales, disséminées dans la moelle.

Enfin, Arnold (2), dans son traité classique sur les capsules surrénales, conteste tout élément nerveux dans la moelle ; et Guarnieri et Magini (3), dans des recherches récentes faites avec toutes les méthodes les mieux appropriées, confirment cette opinion.

Nous pouvons ajouter que, dans les nombreuses coupes que nous avons faites sur près de 200 capsules humaines, nous n'avons pas rencontré de cellules que nous puissions affirmer être des cellules nerveuses.

La nature nerveuse de la moelle capsulaire, fût-elle démontrée, n'expliquerait pas, du reste, les accidents tardifs qui éclatent sur certains animaux, en pleine santé, longtemps après l'opération.

Brown-Séquard, dans ses communications récentes, a substitué à l'hypothèse controuvée de l'hyper-pigmentation du sang par suppression des fonctions surrénales, celle de l'inhibition. « Lorsque après avoir enlevé à des animaux, dit-il, les deux capsules surrénales, je constatai d'une façon constante leur mort, et cela dans un laps de temps qui n'a jamais dépassé neuf heures, j'en conclus que ces capsules surrénales étaient des organes essentiels à la vie. Cette conclusion, en apparence si légitime, était corroborée par ce fait que les mêmes animaux pouvaient vivre facilement plusieurs jours lorsqu'on leur avait enlevé les deux reins. Je me trompais, pourtant, et la cessation de la vie, que j'attribuais à tort à la suppression des fonctions

(1) Dostoiewsky, Ein Beitrag z. micr. Anat. der Nebenn. b. Saugeth. Arch. f. micr. Anat., 1886, XXVII, p. 272.

(2) Arnold, Beitr. zur fein. Struct. u. zum Chemismus der Nebenn. Virchow's Arch. 1866, Bd 35, *Gaz. Méd. de Paris*, 1869, p. 88.

(3) Guarnieri et Magini, Etude sur la fine struct. des caps. surr. *Arch. ital. de Biol.* 1888, t. X, p. 379.

des capsules surrénales, était due, en réalité,— ainsi que je l'ai démontré depuis, — à l'irritation des nerfs résultant de l'opération (1). »

Certains cas de mort rapide peuvent, en effet, trouver une explication dans la sidération du système nerveux, occasionnée par l'écrasement des filets nerveux qui courent en grand nombre sur les capsules surrénales ou les pénétrent, et par la lésion des masses ganglionnaires voisines, ou des petits ganglions juxta-capsulaires. Si la nature nerveuse des cellules médullaires est contestable, il est certain que la capsule reçoit de nombreux filets nerveux et que sa périphérie est en rapport intime avec de petits ganglions nerveux, trop négligés et sur lesquels nous nous sommes longuement étendus dans un autre travail (2)

Mais enfin, accepterait-on avec Brown-Séquard l'influence inhibitrice, pour expliquer la mort rapide en quelques heures, que nous avons, pour notre part, plusieurs fois observée (Exp. XX, XXV, XXVII, XXX), comment interpréter avec cette seule hypothèse, les morts retardées ? Pas plus que la précédente, elle ne saurait dire pourquoi, un animal bien guéri depuis plusieurs mois, succombe, ni même comment un animal survit pendant plusieurs jours, avec tous les signes apparents de la santé, avant de présenter des accidents nerveux.

Si la sidération du système nerveux existe, et se montre parfois d'emblée, il faut, dans les cas où elle est retardée, qu'une autre cause intervienne, pour la mettre en jeu, et c'est, sans doute, le rôle que joue la lésion organique du système nerveux que l'on a parfois constatée. G. Tizzoni qui a fait des recherches prolongées sur cette question, décrit chez le lapin (3) et chez le chien (4) des

(1) Brown-Séquart. De l'inhibit. Soc. Biol. 7 mai 1887.

(2) Etude sur la tuberculose des capsules surrénales et ses rapports avec la maladie d'Addison. Revue de Médec. 1891, p. 283.

(3) Tizzoni. Sur la physio-path. des caps. surr. (*C. R. A. Sc.* (2 nov. 1886)

(4) G. Tizzoni. Ablation des caps. surr. chez le chien. Arch. Ital. de Biol. 1888. I. X. fasc. III p. 372.

lésions du système nerveux central, à *marche descendante*, dont le maximum d'intensité siège au niveau des premières paires dorsales et dont l'origine lui paraît être *vasculaire*.

Dans les cas aigus, observés sur les lapins, on trouve, d'après lui, une forte injection du système nerveux central, et des foyers hémorrhagiques surtout dans la substance grise de la moelle, dans les cornes antérieures et au voisinage du canal central.

Si la mort est tardive, la lésion siège dans la pie-mère, l'espace sous-arachnoïdien, les cavités et les parois ventriculaires, entraînant une altération du liquide céphalo-rachidien. On y trouve des exsudats à reticulum fibrineux, et à leucocytes. L'infiltration leucocytique se poursuit dans la substance du cerveau et du cervelet.

Dans la moelle, il y a infiltration et ramollissement aigu, commençant par la partie axile des fibres : exsudation de l'épendyme et chute de l'épithélium : infiltration leucocytique et désorganisation uniformes ou par foyer, de la substance grise, des noyaux et des nerfs bulbaires, même des racines, des ganglions et des nerfs. Les cellules se détruisent par hydropisie péri-cellulaire, par infiltration ou par dystrophie suite de lésions vasculaires.

Dans le seul fait de mort tardive avec phénomènes nerveux (1), qu'il a observé sur le chien, et dont il donne l'autopsie, l'auteur italien insiste sur la marche descendante des lésions et sur leur distribution très étendue. Le système nerveux tout entier était ramolli, ce qui n'aurait rien d'étonnant dans une autopsie faite au mois de juillet, au moins douze heures après la mort, puisque l'animal succomba dans la soirée. Cependant Tizzoni décrit des lésions systématisées de la moelle, atteignant la partie la plus interne et la partie corticale des cordons antérieurs, la zone sous-méningée des cordons latéraux, et les cordons postérieurs tout entiers, sauf à la région lombaire, où les cordons de Goll étaient seuls atteints. — Les lésions de la substance grise partaient du canal central, et s'éten-

(1). L'animal a survécu 13 mois.

daient aux cornes du côté opéré, mais en certains points elles s'étendaient aussi à celles du côté opposé. Dans la région dorsale, qui était la plus altérée, la corne postérieure gauche, ailleurs, la commissure grise, étaient détruites.

La description histologique qui suit cette autopsie, pas plus que celle qui accompagne les lésions observées sur les lapins, n'arrive pleinement à convaincre qu'il ne faille faire une assez large part dans ces lésions aux phénomènes cadavériques, d'une part, aux phénomènes agoniques de l'autre.

Chez le chien et chez les lapins, la description de Tizzoni est celle du ramollissement du système nerveux, irrégularité des fibres nerveuses, parfois vides de leur myéline, qui forme des gouttelettes ou des boules dans le tissu interfibrillaire, atrophie ou destruction des cellules; mais il n'insiste pas assez sur la lésion qui donne à ce ramollissement un caractère vraiment inflammatoire, la prolifération des petites cellules embryonnaires.

Comme lui, nous avons observé plusieurs fois sur les lapins morts de convulsions, de l'injection plus ou moins marquée des méninges, dans la région cervico-dorsale ou sous-occipitale. Sur le lapin XXI, on voyait une ecchymose sous la pie-mère viscérale, au niveau de la 5ᵉ vertèbre cervicale. Sur d'autres, des caillots siégeaient au-dessus du cervelet (Exp. VII), ou à la partie postérieure droite du bulbe (Exp. XII). Sur le nº XXIII, un long caillot occupait la partie moyenne de la région cervicale, et deux caillots longeaient le bulbe.

Sur plusieurs animaux, le bulbe et la région cervico-dorsale de la moelle étaient injectés ou ramollis.

Il faut le remarquer, cependant, ces altérations n'ont rien d'absolument régulier. Sur le lapin nº X, dont nous avons déjà donné l'observation clinique, les méninges avaient leur coloration normale, le nevraxe était ferme et bien conservé; les deux substances étaient très distinctes à la coupe. Cet animal n'avait pas présenté des accidents nerveux très violents; il n'avait eu que des contractures dans les pattes postérieures et, fait plus important encore, son autopsie avait pu être faite immédiatement après la mort. Ce n'est pas à dire que son système nerveux ne fut pas profondément altéré ; mais ces altérations histologiques diffèrent de celles que décrit Tizzoni, et pour celles-ci il nous semble impossible de ne pas faire une large part aux phénomènes asphyxiques de l'agonie. Sur les lapins rabiques qui meurent avec des phénomènes nerveux, rappelant ceux de nos animaux, on retrouve la même congestion des vaisseaux rachidiens, l'injection des méninges arrivant parfois à l'hémorrhagie, et si l'autopsie est un peu retardée, le ramollissement de la moelle, surtout marqué entre les deux omoplates.

Les lésions histologiques du système nerveux, nous les avons constatées en nous attachant soigneusement à les distinguer de l'état cadavérique. Contrairement aux lésions décrites par Tizzoni, elles nous ont paru plus fréquentes dans les ganglions semi-lunaires et les nerfs splanchniques, n'atteignant que plus rarement la moelle et suivant, dans leur ensemble, une marche ascendante.

Voici les faits sur lesquels nous basons cette opinion :

1° Sur le lapin de l'exp. x [1], qui est mort avec des phénomènes nerveux 119 jours après l'évidement de la capsule gauche, nous avons trouvé une altération profonde du nerf grand splanchnique gauche et du ganglion semi-lunaire gauche.

Le nerf grand splanchnique gauche, traité par la liqueur d'Erlicki, est soumis à des coupes transversales et à la dissociation dans l'hématoxyline ou dans le picro-carmin. Les fibres nerveuses sont infiltrées et dissociées par une grande quantité de tissu embryonnaire. Aucune fibre à myéline n'a été vue avec ses caractères normaux. De gros amas jaunâtres de myéline sont accumulés en dehors des fibres. Très peu de fibres ont encore un aspect à peu près sain ; beaucoup sont détruites, infiltrées de noyaux et de granulations ; d'autres sont fibrillaires, granuleuses, sans noyaux.

Cet aspect contraste avec le nerf grand splanchnique droit qui est normal.

(1) V. p. 35.

Le ganglion semi-lunaire gauche présente, comme le nerf splanchnique gauche, une *infiltration embryonnaire généralisée*. A peine quelques cellules nerveuses sont-elles encore visibles Toute structure a disparu, et presque tous les éléments morphologiques sont remplacés par du tissu embryonnaire. La moelle est saine.

2° Exp. XLVI. — Chien renard, jaune, à longs poils : 12 kilog. 3 novembre 1888. Incision et grattage à la curette de la capsule droite. L'animal est complètement guéri le 13 novembre, malgré un petit abcès de la paroi. Il est sacrifié en pleine santé le 19 décembre 1888.

La capsule droite, réduite au tiers de son volume, pèse 295 milligrammes ; aucune adhérence avec les parties voisines. La gauche blanchâtre pèse 620 milligrammes.

Examen histologique du système nerveux.

Le ganglion semi-lunaire et le grand splanchnique du côté opéré présentent des lésions commençantes.

Ganglion semi-lunaire droit (côté opéré). A côté des cellules normales, qui sont de beaucoup les plus nombreuses, on en trouve d'autres, disséminées sans ordre, qui présentent, surtout à leur périphérie, des vacuoles, souvent trois à quatre par cellule. Elles sont ratatinées, n'adhèrent à leur loge que par quelques prolongements. Le noyau est bien visible sur toutes, même sur les plus ratatinées.

Au point où le nerf grand splanchnique aborde le ganglion, on rencontre, à son voisinage, un petit noyau de cellules nerveuses, qui offre les mêmes particularités que le ganglion semi-lunaire : la proportion des cellules altérées y semble même plus forte.

Le nerf grand splanchnique droit lui-même est peu altéré. Cependant, en certains points, la dissociation est rendue plus difficile qu'à gauche par l'épaississement et l'infiltration du tissu conjonctif interstitiel. Les fibres de Remak et les fibres à myéline sont assez bien visibles ; sur les coupes transversales, elles semblent plus serrées, plus denses dans le nerf du côté sain, que du côté opposé.

Le nerf splanchnique gauche et le ganglion semi-lunaire gauche sont normaux. La moelle est saine.

3° Exp. XXIII. — Lapin mort de phénomènes nerveux, quatre jours après l'évidement de la capsule droite (1).

(1) V. p. 35.

Autopsie : Le nerf grand splanchnique droit paraît un peu épaissi et rougeâtre dans la région où se trouvait la capsule, qui a complètement disparu. Le gauche est sain. Forte injection des méninges rachidiennes antérieures, surtout dans la région dorso-cervicale. Caillot allongé à la partie moyenne de la région dorsale. Deux caillots volumineux de chaque côté du collet du bulbe ; autre caillot au niveau du lobe moyen du cervelet.

La moelle est ramollie à la partie moyenne de la région dorsale, plus ferme à la région cervicale. Le cerveau est ferme et bien conservé.

Examen histologique. Ganglion semi-lunaire droit (côté opéré), traité par l'acide osmique, l'alcool et le xylol, l'hématoxyline et la glycérine. Il reste, en certains points, surtout aux extrémités du ganglion et sur sa surface convexe, des groupes de cellules nerveuses, saines, ovalaires, occupant toute leur loge. Leur protoplasma, finement granuleux, est faiblement coloré par l'hématoxyline ; elles ont un gros noyau, quelquefois deux, avec un ou deux nucléoles très-colorés. Ces groupes de cellules sont séparés par des faisceaux nerveux, et par du tissu conjonctif interstitiel peu épais et peu infiltré d'éléments jeunes.

Dans la plus grande partie du reste du ganglion, les cellules nerveuses sont ratatinées, sans noyaux, formant des blocs irréguliers, fortement colorés par l'osmium, qui laissent entre leurs loges des espaces vides, irréguliers, traversés par des prolongements dus à la rétraction du protoplasma. Le tissu environnant est infiltré de noyaux embryonnaires, et présente de nombreuses petites vacuoles, analogues aux espaces libres des loges des cellules, qui ne sont que des gouttelettes graisseuses dissoutes par l'alcool et le xylol. En résumé, on peut regarder les blocs cellulaires comme des cellules nerveuses dégénérées, ratatinées, infiltrées de graisse, et le tissu interstitiel, comme infiltré de cellules embryonnaires en dégénérescence graisseuse. La comparaison est surtout frappante avec les cellules nerveuses restées saines, et avec le ganglion semi-lunaire gauche, qui est normal.

Nerf splanchnique droit (acide osmique, alcool, xylol, hématoxyline, glycérine). Les fibres nerveuses, dissociées ou sur les coupes, présentent sur leur trajet des irrégularités et des renflements formés de tissu embryonnaire et de détritus granulo-graisseux, fortement colorés par l'osmium. A côté de tubes à myéline et sans myéline, tout à fait sains, on en trouve dont l'altération est évidente. Les fibres de Remak sont, en quelques points, englobées dans un manchon fusiforme de tissu de nouvelle formation (cellules embryonnaires, masses granulo-graisseuses), qui les comprime. Sur les autres fibres, la myéline présente divers degrés de segmentation en boules, en cubes, en cylindres : ces tubes myéliniques variqueux sont assez nombreux.

Le nerf splanchnique gauche est sain.

La moelle cervicale présente une perte de substance, en avant de la corne postérieure droite. Nous avons conservé des doutes sur la nature de cette désagrégation, qui est peut-être cadavérique, en l'absence d'infiltration embryonnaire.

4. Exp. XXXII. Petit chat mort squelettique, 13 jours après la ligature de la capsule gauche (1).

Examen histologique. A la place de la capsule gauche, on ne trouve que du tissu embryonnaire en voie d'organisation, avec artérite des petits vaisseaux. Pas de trace du tissu capsulaire. Quelques fibres de Remak, colorées soit par le picro-carmin, soit par la méthode de Weiggert, sont englobées au milieu du tissu de néo-formation et infiltrées de petites cellules.

Nerf splanchnique gauche. — (Liquide d'Erlicki, hématoxyline éosinée, glycérine). Sur un filet nerveux, on trouve plusieurs renflements de cellules ganglionnaires irrégulièrement disposées autour du nerf. Elles sont englobées dans une masse de cellules embryonnaires fortement colorées. Chacune d'elles a encore son protoplasma grenu et son noyau coloré, mais pas toujours bien visible. D'autres sont atrophiées par la prolifération embryonnaire.

A côté de fibres nerveuses avec et sans myéline, tout à fait saines, d'autres, bien mises en évidence par la méthode de Weiggert, sont altérées, et ont un nombre de noyaux plus grand qu'à l'état normal.

Le vague gauche, et le splanchnique droit sont sains.

Moelle cervicale. Le cordon latéral gauche, présente en avant, à peu près à égale distance des cornes antérieure et postérieure, une lésion profonde et bien marquée. Il y a là une perte de substance triangulaire, arrivant jusqu'à la substance grise. Le tissu embryonnaire à petites cellules, qui remplit cette encoche, est en partie détaché de la substance blanche, et ne lui adhère qu'en un point. Au fond de l'encoche, on trouve des ilots embryonnaires dans la substance grise, et à son niveau, dans la pie-mère, il y a une légère infiltration embryonnaire. Ces détails histologiques rendent évidente la nature inflammatoire de cette lésion médullaire.

(1) V. p. 36.

Le nombre des examens histologiques que nous avons pratiqués jusqu'ici est insuffisant pour asseoir avec certitude une hypothèse. Bien des points sont encore obscurs. Nous ne saurions dire la fréquence de ces lésions du système nerveux, la rapidité de leur propagation, leurs rapports avec l'apparition des accidents nerveux. Ainsi, dans un cas (Exp. x), la lésion restait confinée aux ganglions sympathiques et cependant l'issue fatale était survenue plus tardivement que dans un autre cas (Exp. xxxii), où la moelle était déjà prise.

Ces quelques faits précis et bien constatés nous permettent cependant d'avancer qu'à la suite des opérations que l'on pratique sur les capsules surrénales des animaux, il se fait parfois, en dehors de toute infection de la plaie, une dégénérescence des filets du sympathique en connexion avec ces organes. Cette dégénérescence se propage parfois au ganglion semi-lunaire et au nerf grand splanchnique du côté opéré, puis au cordon latéral de la moelle.

Nous l'avons surprise à ses premiers stades, sur ce chien (Exp. xlvi), que nous avons sacrifié en pleine santé. Elle était plus avancée sur le lapin xxiii, et était arrivée sur le n° x, à détruire entièrement le ganglion semi-lunaire qui n'avait plus de structure histologique, et n'était presque formé que par une masse embryonnaire. Enfin, sur le jeune chat (Exp. xxxii), la dégénérescence avait franchi le splanchnique, et frappé le nevraxe, détruisant une partie du cordon latéral du côté opéré.

La dégénérescence a donc une marche ascendante et systématique. Son point de départ ne saurait être dans les cellules de la substance médullaire de la capsule surrénale, dont la nature nerveuse est très contestable. Il faut cependant le chercher dans la capsule elle-même ou à son voisinage immédiat ; car, dans bien des opérations faites avec soin, on peut éviter tout traumatisme direct du plexus solaire, et de ses rameaux. Nous le placerions volontiers dans ces petits ganglions juxta-capsulaires, qui, d'après Dostoiewsky (1), existent dans toutes les espèces examinées et que nous avons vus sur l'homme.

Nous ne pouvons revenir ici sur les raisons que nous avons exposées ailleurs, et qui nous font admettre que c'est dans la lésion de ces petites masses nerveuses, que réside en grande partie, au moins, l'origine des troubles pathologiques chez l'homme. Le contrôle anatomique nous fait encore défaut sur l'animal.

Le degré variable de la dégénérescence ascendante s'explique sans peine. Suivant la rapidité de sa marche, suivant la rapidité avec laquelle le traumatisme capsulaire retentira, peut-être par inhibition, sur le névraxe, on la verra se limiter à la zone capsulaire, ou bien envahir les voies nerveuses centripètes, et atteindre même, dans des cas plus rares, les centres nerveux.

Chez l'homme, malgré la durée généralement assez longue de la maladie d'Addison, il faut remarquer que le processus inflammatoire se propage assez rarement aux ganglions semi-lunaires, et plus rarement encore à la moelle épinière On peut consulter, à cet égard, les travaux intéressants de Lubimoff (2) et de Pio Foa (3). Merkel (4) conclut de ces travaux, que dans bien des cas donnés comme pathologiques, il s'agit d'états du sympathique qui rentrent dans les limites de ses irrégularités normales, physiologiques, où qu'il s'agit de lésions banales, communes à d'autres maladies.

Comment des lésions du système nerveux aussi profondes que celles que nous avons constatées, peuvent-elles rester longtemps silencieuses, avant l'apparition des accidents promptement mortels, c'est un fait qui n'est pas sans analogue en pathologie nerveuse, et dont l'histoire des tumeurs cérébrales fournit des exemples.

Une étude ultérieure nous permettra de contrôler la marche ascendante du processus inflammatoire que nous venons

(1) Loc. cit.

(2) Lubimoff. Virchow's Archiv. LXI, 145, 207.

(3) Pio Foa, Centralb, 1875 n. 14 S. 216, et Schmidt's Jarhb. 165 S.245.

(4) Merkel. Encycl. de Ziemssen.

de décrire, et de vérifier l'hypothèse que son point de départ siège dans les ganglions juxta-capsulaires.

Pour le moment nous ne formulerons que les conclusions suivantes.

1° La capsule surrénale, qui est un organe encore en fonction chez l'adulte, n'est pas indispensable à la vie.

2° Ses fonctions inconnues, peuvent être chez l'animal, troublées, même supprimées, au moins momentanément, sans que l'organisme présente d'autres modifications notables qu'une hyperpigmentation cutanée et muqueuse qui est encore à contrôler.

3° A côté de ces cas bénins, la lésion des capsules surrénales détermine fréquemment la mort des animaux en expérience, par l'explosion d'accidents nerveux hâtifs ou retardés, qui s'accompagnent, lorsque la survie le permet, d'une altération ascendante du système nerveux sympathique pouvant atteindre les cordons latéraux de la moelle.

La rédaction de notre mémoire était achevée, lorsque nous avons eu connaissance des dernières recherches expérimentales du professeur Stilling (1), sur les capsules surrénales, recherches dont l'importance mériterait plus qu'une simple mention.

(1) H. Stilling. A propos de quelques expériences nouvelles sur la maladie d'Addison. *Revue de Médecine*, n. 10. 1890, p. 808.

Nous constatons volontiers que la plupart de ses conclusions concordent avec celles que nous venons de formuler.

La capsule surrénale est un organe utile à l'organisme adulte, comme le témoignent son hypertrophie compensatrice, après la destruction de sa congénère ou d'une portion de son parenchyme et le développement des capsules surrénales accessoires. A ses yeux, le cas donné par Tizzoni comme une régénération capsulaire aux dépens du sympathique, est mal interprété, et rentre, comme nous le pensions, dans les faits de développement compensateur des capsules accessoires.

Stilling conteste aussi la prétendue maladie bronzée expérimentale décrite par le professeur italien, car il n'a pas obtenu l'hyperpigmentation annoncée après la destruction successive des deux capsules, et n'a pas observé de phénomènes nerveux.

Sur ce point qui ne concorde pas avec nos observations, nous ne saurions accepter l'explication qu'il propose. Il attribue les lésions trouvées par Tizzoni à une inflammation propagée de la plaie opératoire au canal rachidien et aux méninges. La méningite serait d'origine infectieuse, soit par infection primitive de la plaie, soit tardivement, par infection secondaire, due à un abcès tuberculeux ou pseudo-tuberculeux évoluant très lentement.

En se reportant à la page 35, on peut voir que sur le lapin de l'Exp. x, mort 119 jours après l'évidement de la capsule gauche, sur le chien de l'Exp. XLVI, sacrifié 46 jours après le grattage de la capsule droite, et le chat de l'Exp. XXXII, mort 43 jours après la ligature de la capsule gauche, pour ne prendre que les faits de mort retardée, il n'y avait à l'autopsie, aucune trace de suppuration récente ou ancienne qui pût être le point de départ de l'infection.

On ne saurait, du reste, affirmer avec l'auteur, qu'une lésion morbide quelconque *n'amènera aucun symptôme grave*, lorsqu'elle est restée limitée à une seule capsule surrénale (1).

(1) Loc. cit., p. 815.

Que dans la maladie d'Addison, il y ait presque constamment lésion des deux capsules surrénales, avec prédominance fréquente d'un côté, le fait est certain ; cependant, on peut trouver des cas, où une seule capsule est malade. Ainsi dans le cas d'Herbert Wright (1), il est expressément spécifié que la capsule gauche était tout à fait saine, quoique les phénomènes cliniques eussent été bien apparents : la mélanodermie seule, avait été peu accusée. Nous avons observé nous-mêmes un cas de maladie bronzée avec lésion d'une seule capsule (2).

Ce ne serait donc pas la critique la plus grave que l'on pourrait adresser aux expériences de Tizzoni, que de lui reprocher d'avoir amené la mort des animaux, par la lésion d'une seule capsule. Nous ne reviendrons pas sur les critiques que nous avons formulées et retrouvées dans le mémoire de Stilling ; mais il nous paraît nécessaire de procéder à de nouvelles recherches pour préciser la pathogénie et la fréquence des accidents nerveux que nous avons observés, et pour expliquer ainsi la différence de nos résultats et de ceux du professeur Stilling.

(1) Herbert Wright. A case of Addisons's disease associated with tuberculosis of the lungs and kidney. *British med. Journal*, 1881. 2 p 1052.

(2) V. notre mémoire de la *Revue de médecine* 1891. — *Etude sur la tuberculose des capsules surrénales et ses rapports avec la maladie d'Addison.*

ANALYSE[illegible]

I. — Animaux qui ont succomb[illegible]

	Lapin XII — Opéré à droite le 21 Juillet 1888				Lapin XIII — Opéré à droite le 23 Juillet 188[illegible]				
Juillet 1888	**22-23**	**24**	**25**	**26**	**Juillet 24**	**25**	**26**	**27-28**	**29-[illegible]**
Q	73	97	15	50	39	85	50 (?)	73	[illegible]
D	1046	1032	»	1019	1038	1030	»	1056	100[illegible]
R	alc.	»	leg. ac.	alc.	alc.	»	»	»	[illegible]
Observation	Pas d'albumine			Décès Urine prise dans la vessie	Pas d'albumine				
Urée......	1 18	1.64	0.23	0.75	0.63	1.51	0.74(?)	1.75	1.[illegible]
Pour 0/0...	1.61	1 69	1.53	1.50	1.61	1.77	1.48	2.39	1.[illegible]
PhO^5 total.	0.250	0.129	0.036	0.075	0.043	0.082	0.085	0.111	0.[illegible]
Pour 0/0...	0.342	0.132	0.240	0.150	0.110	0.096	0.170	0.152	0.[illegible]
PhO^5 Alc..	0.183	0.052	0.017	0.050	0.026	0.043	0.054	0.080	0.[illegible]
PhO^5 Ter..	0.067	0.077	0.019	0.025	0.017	0.039	0.031	0.031	0.[illegible]

DES URINES

avec des accidents nerveux

	Lapin XV Opéré à droite le 13 Août 1888					2e Opération le 29 Août		Lapin XXXI Op. à droite le 14 Sept.	Lapin XXIX Op. à droite le 23 Octobre
31 ÉCÈS	Août 14 16	17-18	19-20	23-24	25	30-31	Sept. 1er-2 DÉCÈS	14-17 DÉCÈS	Octob. 27-28
3 50	35	65	155	30	105	80	101	72	230
20025	1050	1048	1024	1050	1012	1028	1028	1035	1020
« »	alc.		»	»	»	»	ac.	alc.	ac.
		0.30 alb.	Traces d'alb.			0.30 d'alb.			
.0.55	0.35	0.69	1.50	0.25	0.24	0.66	(?)	1.48	2.90
.1.10	1	1.06	0.96	0.83	0.22	0.82	»	1.63	1.26
1.107	0.175	0.121	0.080	0.075	0.042	0.117	0.128	0.136	0.382
..210	0.500	0.186	0.051	0.250	0.040	0.146	0.128	0.189	0.165
0..061	0.134	0.092	0.021	0.048	0.020	0.089	0.080	0.160	0.143
0..046	0.041	0.029	0.050	0.027	0.022	0.038	0.048	0.036	0.239

ANALYSE DES URINES

II. — Animaux qui ont survécu

LAPIN N° XIV

Première opération à gauche le 29 Juillet 1888

Juillet 1888	30-31	Août 1er	2	3	5-6	8-9	10	11
Q	42	132	60	50	35	50	55	30
D	1022	1032	1042	1043	1053	1053	1036	1050
R	alc.	»	»	»	»	»	»	»
OBSERVATIONS	Pas d'albumine							
URÉE........	0.59	1.68	0.81	»	0.35	0.43	0.44	0.23
Pour 0/0......	1.40	1.27	1.35	»	1	0.86	0.80	0.76
PHO^5 total....	0.027	0.123	0.031	0.021	0.075	0.075	0.014	0.007
Pour 0/0......	0.064	0.093	0.051	0.042	0.214	0.150	0.023	0.023
PHO^5 ALC.....		0.055	0.012	0.003	0.036	0.055	0.007	0.002
PHO^5 TER.....		0.068	0.019	0.018	0.039	0.020	0.007	6.005

ANALYSE DES URINES

II *(Suite).* — Animaux qui ont survécu

LAPIN N° XIV.

Deuxième opération à gauche le 12 Août 1888

Août 1888	**12**	**14**	**15-16**	**17**	**18**	**19-20**	**21-22**	**23**	**24**	**Sept. 14**	**19**
Q	31	40	105	100	75	215	165	75	125	90	40
D	1044	1036	1030	1024	1036	1024	1028	1040	1027	1030	1053
R	»	»	»	»	»	»	»	»	»	»	»
OBSERVATIONS	Pas d'alb.		Traces d'alb.	0gr40 alb.		0.20 alb.				Pas d'alb.	
URÉE.........	0.25	0.51	1.17	1.07	0.81	2.15	1.73	0.75	1.10	0.81	0.80
Pour 0/0......	0.80	1.26	1.11	1.07	1.08	1	1.05	1	0.88	0.90	2
PHO^5 total....	0.023	0.022	0.029	0.046	0.156	0.103	0.140	0.029	0.025	0.136	0.012
Pour 0/0......	0.074	0.055	0.024	0.046	0.208	0.050	0.084	0.038	0.020	0.151	0.030
PHO^5 ALC....0	0.008	0.011	0.010	0.020	0.119	0.075	0.053	0.010	0.010	0.100	0.008
PHO^5 TER.....	0.015	0.011	0.016	0.026	0.037	0.028	0.087	0 019	0.015	0.036	0.004

ANALYSE DES URINES

III. — Animaux qui ont survécu.

	Lapin N° X Opéré à gauche le 14 Juillet 1888						Lapin N° XVI Op. à gauche le 13 Août 1888				
Juillet 1888	**16**	**17**	**18**	**19**	**21**	**25**	**Août** 14-15-16	**17**	**18-20**	**21-22**	**23-25**
Q	48cmc	168	108	103	150	60	65cmc	35	80	20	35
D	1032	1027	1026	1036	1021	1022	1016	1050	1031	1052	1031
R	lég. ac.	neutre	alc.	alc.	alc.	alc.	alc.	»	»	»	»
Observations	0gr75 albumine		0.50 alb.		0.20 alb.				Traces d'alb.		
Urée.........	1gr 07	4.31	3.55	1.66	0.97	0.82	0.79	0.39	0.90	0.11	0.35
Pour 0/0......	2.22	2.56	3.28	1.61	0.64	1.30	1.21	1.14	1.12	0.55	1
PhO^5 total....	0.050	0.087	0.026	0.041	0.027	0.040	0.047	0.070	0.070	0.030	0.020
Pour 0/0.....	0.100	0.051	0.024	0.039	0.018	0.066	0.026	0.200	0.087	0.150	0.057
PhO^5 alc....	0.026	0.020	0.013	0.028	0.014	0.013	0.017	0.022	0.028	0.012	0.007
PhO^5 ter.....	0.024	0.067	0.013	0.013	0.013	0.027	0.030	0.048	0.042	0.018	0.013

Proportion de l'Ac. Phosph. chez les lapins guéris 0.066
Proportion de l'Ac. Phosph. chez les lapins morts...... 0.122

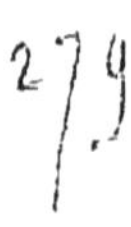

www.ingramcontent.com/pod-product-compliance
Ingram Content Group UK Ltd.
Pitfield, Milton Keynes, MK11 3LW, UK
UKHW021012200726
13857UKWH00004B/1410

9 782012 957480